「心身養生のコツ」補講51～104

神田橋 條治 著

岩崎学術出版社

まえがき

「役に立ちたい」はボクの中心願望です。これは、「世話してもらうだけで、なんの役にも立たないのではないか」という、「三つ子」虚弱児の強迫的不安に由来します。遠い将来、世の誰かの役に立つのではダメで、いま目の前の人で即座に確かめずにおれないのは、強迫神経症の特徴です。ボクの、治療一筋の人生の動因です。ですから、「コツ三部作」のなかで、「養生のコツ」が核であり、他の二つは脇役です。

『心身養生のコツ』で、一応のまとまりを得ましたが、治療と指導（さほど差はありませんが）の活動は細々と続けてきましたので、新しい工夫が次々に生まれ、技と論考は推敲されます。それが104個になりましたが、すべて『心身養生のコツ』の、どの部分かの修正や追加ですから、参照しながら読んでくださると、理解の世界が纏まりやすいでしょう。

当分は週二日の診療は続けますが、脳の衰退はいかんともし難く、さしたる展開は望めまいと、寂しく諦めております。

「養生法」へのボクの執着は、病弱の人生に由来します。八十五年の人生の内、健康だと安心していたのは、若い時分の十年ほどでしょう。ほとんど常に、医療のお世話になってきました。折々にお世話くださった、医師や施術者の方々を、感謝を込めて、思い出します。現在は、白光会白石病院の徳永公紀先生（日本腎臓学会専門医）に、永年の高尿酸血症に起因する慢性腎臓病と高血圧症を中心に、治療・指導を頂いております。先生はじめ病院スタッフの皆さんに感謝申し上げます。

令和四年五月五日

もくじ

本文イラスト……竹下　秀司

第一部　緩める

第51講　マンタの踊り

　コロナ自粛で、テレビ漬けの毎日です。マンタの映像が出て、以前、沖縄の「美ら海水族館」でマンタを見たときの感激を思い出しました。巨大水槽で悠々と泳ぐ、ジンベイザメとマンタの群舞は圧巻です。コロナが収まったら、ぜひ見に行かれるようお勧めします。

　あの時の体験を思い出してみると、ジンベイザメが餌を食べようとして、大きな口を開ける時、見ているこちらの顎が動くのです。「共感」の原初は、そうした「身体の同調」に由来するのかもしれません。そこからの連想はひとまず置いて、別の連想を発展させましょう。

　泳ぐマンタを見ているときは、自分の全身が「同調」する体感が生じます。ジンベイザメとは大違いです。そこに、マンタを見る喜びがあるようです。マンタの動きの全てが、自分の体に馴染みます。阿波踊りの群舞がもたらす、心身の悦びと同じです。ボクは進化の経緯に詳しくありませんが、歴史的にも現時点でも、「脊椎動物」の広がりは膨大です。そのことは、「脊椎と左右の骨群」という基本構造の持つ、有用性・汎用性の証拠でしょう。動物を「脊椎動物」と「非脊椎動物」に二分する便法が、行われているのも傍証でしょう。甲殻類のように外壁で身体の形を維持している基本構造から、「脊椎動物」の構造へと変化したのは、「大・大革新」です。マンタの動きは、基本構造革新の、夾雑物の少ない純粋形なので、わたくしたちの身体と同調し、魅了するのでしょう。すなわち、阿波踊りと異なり、以後の進化や学習などの付加の少ない、純粋形を保っているシンプルさは、同じ脊椎動物であるわたくしたちの、基本構造と同調しやすいのでしょう。教育・学習へのヒントです。

以上の連想に基づいて、「マンタの踊り」を考案しました。はじめは、「マンタ体操」と発想したのですが、実際のマンタの動きを見ると、「体操」よりも「踊り」の優美さに満ち溢れています。すでにあちこちで述べていますが、優美で健康に良い動きのためには、結果としての形の整いよりも、身体の内部感覚、

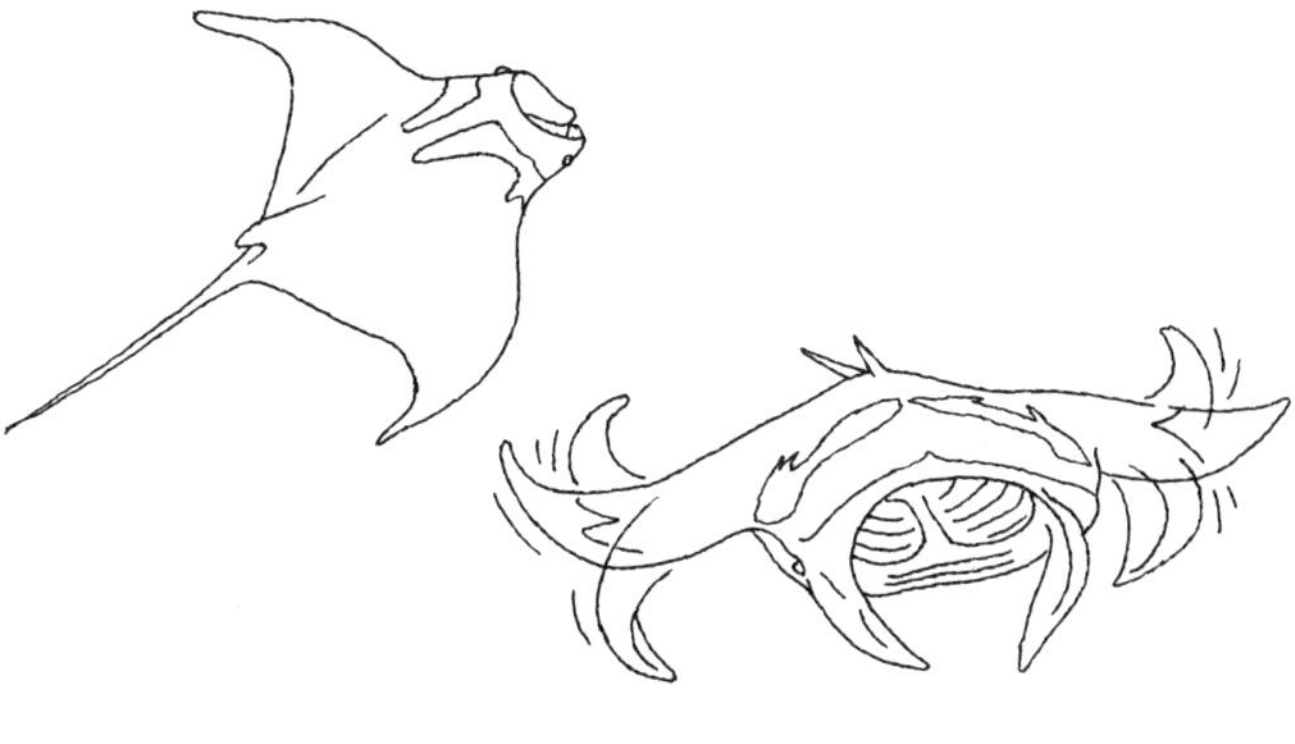

図1

ことに「すべての骨の動きを意識している」、さらに正確には、「骨同士の接触面すなわち関節の動き、を意識している」がコツです。重力の制約の少ない水中でその動き、すなわち「マンタの踊り」をするのが理想ですが、せめても布団の上で行うと、阿波踊りよりも、「関節の動きを意識する」が容易であり、ひょっとしたら、本物の阿波踊りの基礎訓練、にもなるかもしれないと空想します。閑話休題。

マンタの動きで特に真似て欲しいのは、両翼（?）の波打つ動きです。真似てみると分かりますが、この動きの根幹は脊椎を構成する個々の椎骨の、微妙な「捻じり」です。鳥類や四足動物の、多彩で精妙な動きはすべて、同じ「捻じり」に依っています。脊椎動物の基本構造のすばらしさの一つです。これを「マンタの踊り」に取り込まねばなりません。ヒトは、中央の脊椎と左右の肋骨・骨盤との関節面の動きを意識できなくなり、当然ですが、個々の椎骨の「捻じり」も意識できなくなっています。工夫すなわち、原初への退行が必要です。

ボクは『心身養生のコツ』に、古いバスタオルを使った、「ストレッチ・ポール」を紹介しています。あの上に仰向けに乗ると、椎骨と肋骨・骨盤との関節の動き、を意識しやすくなります。さらに関節の可動性も大きくなります。その状態で「マンタの踊り」をして見てください。随分「らしい」動きができましょう。完成形は、マンタの「波打つ羽ばたきの動き」です。気分だけでもその動きを真似てみると、「きもちがいい」です。

ヒトがマンタと異なるのは、「頭蓋」です。頭蓋も、左右の骨で構成されている部分は、「マンタの踊り」の「羽ばたきの意識」に組み込めます。そうでない骨、「後頭骨・蝶形骨」などは、椎骨の仲間と見なして、「捻じり」の動きに参加させます。「マンタの踊り」の完成です。

布団の上での「マンタの踊り」で、全関節の動きを意識できようになると、テレビを観ながらでも、同じ動きを行うことができます。「いのち全開」への近道でもあります。

第52講　骨盤を立てましょう

老人特有の猫背は、『「心身養生のコツ」補講50』に紹介している第24講「青竹踏み健康法」や第18講「踵骨を立てて動く」で、簡単に矯正できます。猫背が治ると、胸郭内の臓器は圧迫から解放されます。肺活量は増えましょうし、心臓も楽に動けましょう。だけど、猫背が治っても、スッキリした立ち姿にはなりません。その理由は、両肩甲骨が胸郭にへばりついており、かつ骨盤が寝ているからです。猫背でない若い人にも、この草臥れ風の背姿の人、を多数見かけます。そうした、「寝ている骨盤」には超簡単な矯正方法があります。それは『心身養生のコツ』で再三活用した、「幻の尻尾」を使うのです。皆さんは一日の内で、椅子に座っている時間が、相当にありましょう。これを治療時間にします。椅子に座る際に、「幻の尻尾」を椅子の座面の上に、水平・後方に伸ばしきってから、腰を下ろす。只それだけです。イメージの尻尾ですから、背もたれを貫通して後方に伸ばす、ことが可能です。実行してご覧になるとすぐに分かりますが、自然に、骨盤が立った状態で椅子に掛けていることが分かります。あとはそれを維持するだけです。これを習慣にすると、立ち上がり歩く際も、立った骨盤と、仙骨から垂れ下がっている「幻の尻尾」とは、セットになった体感、として意識され続けます。そして、胸郭にへばりついていた肩甲骨も立って、後方の一部が、羽のように胸郭から離れます。脊柱全体は、蛇のようなしなやかさを復活します。美しい立ち姿の完成です。更なる進化は第72講『ナンバ歩き』完成」でお話しします。

先日、ＮＨＫの人気番組「ためしてガッテン」で、老人の死因の多くは、「誤嚥による肺炎」であり、大腿の背側の筋肉群を伸ばすことで、嚥下能力を復活できることが証明されていました。それをヒントに、「尻尾を後方に伸ばしている腰掛け姿勢、の前方にもう一個の椅子を置いて、それにふくらはぎと足

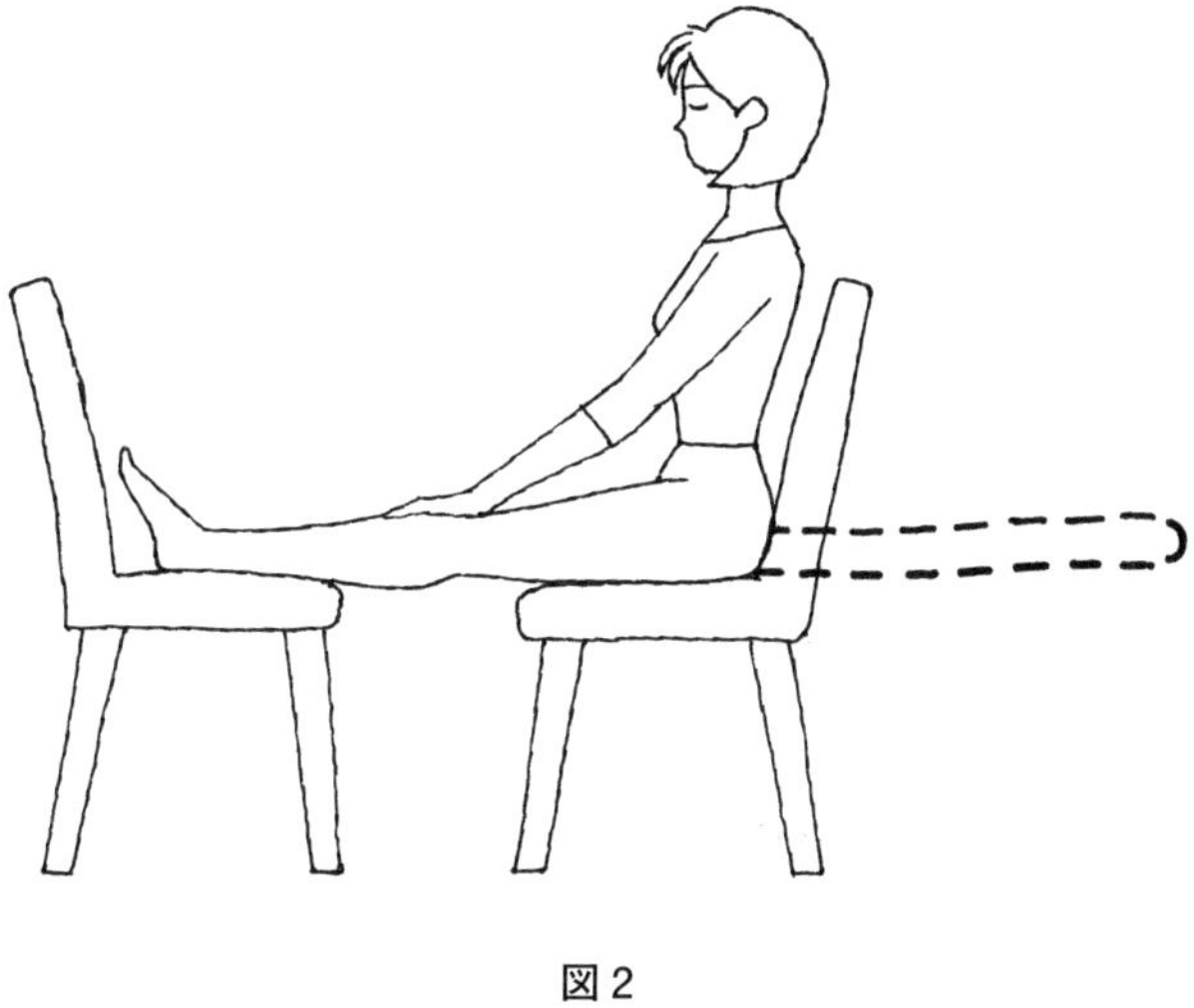

図2

先を載せ、宙に浮いた膝頭に両掌を載せて軽く押し、つまり膝を伸ばすようにしてみました（図2）。なかなか「痛キモチいい」感じになり、しばらく後に立ち上がると、実に素晴らしい立ち姿（ただの自覚）になります。何よりも、嚥下動作がシャープになり、むせることが無くなります。是非お試しください。

しばらくそれをしていて、ふと思いつきました。椅子をやめて、直接に床に足を投げ出して座る。背中は垂直に立っている壁に密着させ、壁と床が作る直角部分にお尻をはめ込むように座ると、椅子の時の効果がさらに強烈に生じます。この姿勢でテレビを観るのは、老人にふさわしい「無為風健康法」「長生きのコツ」になるかもしれません。

美しい立ち姿は、ファッションのためだけではありません。健康法なのです。①当然のことですが、腹腔内臓器は圧迫から解放されて、生き生きとなりましょう。②足先から頭の天辺までが統合され、『「心身養生のコツ」補講50』の第7講「身体を割ってフレイルに対処」が容易にできます。大股で歩くことが自然になります。颯爽とした歩行です。これもまた、ファッションのためだけではありません。『「心身養生のコツ」補講50』の第38講「O脚の謎」でお話ししている、「脳を冷やす」効果を、日常の歩行だけで達成してしまうのです。③「脳を冷やす」と、スッキリ感がでます。それは脳機能の直接の表れである、「見る・聞く・味わう・触る・嗅ぐ」などの感性、が細やかになるからです。「脳の蓄熱」、が邪魔をしていたのでしょう。④コロナの初期症状に、感覚低下があり、感染の後遺症として、脳の活動の低下がありそうです。ボク自身の体験では、ワクチンの副反応として、連想能力の水準低下と、加齢難聴の悪化が生じました。⑤そこで突然連想しました。最近、いろいろな精神疾患（種々の認知症を含みます）に関して、脳の炎症説、が取り沙汰され始めています。そして、「炎症」を終息・鎮火させるための薬物療法、などが夢見られています。しかし、炎症とは、自らにとって異物であるもの（あるいは状態）を、駆逐し（あるいは乗り越え）ようとしての、生体の自然治癒力の一部であるとしたら、それを直接に鎮圧するのは、非養生でしょう。もし炎症が有用な活動なら、炎症は必ず発熱を伴い、多くの発熱は、それ自体が炎症活動の成果であるよりは廃棄物であり、過剰な破棄物は本来の機能の妨げになることから、外から冷やすことは、炎症への側面からの援助となりましょう。そう考えると、脳を冷やす働きを持つ、颯爽とした歩き姿は、「脳の養生歩行」であるかもしれません。その第一歩が、「猫背を治し、骨盤を立てる」です。

以上は要するに、「頭寒足熱」という古来の経験知に、傍証としての連想を加えたにすぎません。

第53講　転がる骨たち

『「心身養生のコツ」補講50』の第5講「関節腔を拡げる」の出だしは次の文章です。……『心身養生のコツ』のあちこちで、ボクは、「骨バラバラ」という整理運動を勧めています……ところが、探しても「骨バラバラ」を直接論じた文章は見あたりません。ボク自身、骨格が関わる運動をした後には、必ず「骨バラバラ」を習慣にしているので、てっきり文章にしたと思い込んでいたのです。「骨バラバラ」の内容は、「関節腔を拡げる」を読んでいただくと分かるので、ここでは、バラバラになった二〇〇個ほどの全身の骨を、一斉に転がす運動を紹介します。

『心身養生のコツ』以来、これまでお話しして来た、骨格の動きはすべて、特定の行為のために骨たちが協調運動をする、ことが主題でした。今回の「転がる骨たち」、は骨たち自身のための運動です。もちろんその成果は、協調運動としての行為、の精緻化に寄与します。

練習は布団の上で、まず仰向け寝で始めるのがいいでしょう。リラックスして、全身の骨たちの「関節腔を拡げ」ます。頭蓋を構成する骨たちについては、難しいでしょうが、諦めずに練習してください。僅かにできるようになるだけでも、「骨バラバラ」の体感が得られます。頭蓋骨群がまだでも、とりあえず、次の動作に進みます。遅ればせながら、次第に頭蓋骨も参加できるようになります。

まず、すべての骨たちが、左から右へ、次いで右から左へと、同じ方向へ、一斉に転げるとイメージして動きます。現実には、身体全体が少しばかり左右方向へ向くだけですが、その体内で、すべての骨が転がるイメージです。次は縦方向です。縦方向は、参加する骨が縦長なので、転がるイメージが難しいでしょうが、できる範囲で動かしましょう。横と縦ができたら、斜め方向への転がりも練習しましょう。仰向け寝でできたら、うつ伏せ寝でも同じ練習をします。そこまでが基礎練習で、つぎからが本番です。

これまでの練習で達成したのは、全ての骨たちが一様に転がるイメージですが、それを、「波のうねり」の動きにするのです。波打ちながら、転がる動きが伝播してゆくのです。始めは緩やかな伝播で、次第に速やかな、地震波の伝播の味わいです。しかも、結果として現出する「行為」の目標へ向けて、最も離れた身体部分から、波が発動するイメージにします。たとえば、右手で箸を取る動作では、左足の小指から、骨回転のうねりが起って、全身を経て、右手の指に到達するイメージです。とても面倒な動きですが、ひまひまに練習すると、次第に、身体の無意識な動きに組み込まれて、癖のようになります。そこから、次に述べる、予想外の効果が産まれてきて、「豊かな、いのちの日々」、が獲得されます。

それは、「運動の機能修練なのに、五感の機能に厚みをもたらす」です。

まず、五感のうち、運動に近い機能である「触覚」に深みが加わります。「皮膚で触っている⇩身体で接している」となり、材質の質感を全身で把握できます。次に「味覚」が複雑になり、「舌と口腔と臭覚で味わっている⇩筋肉や血液や内臓で体験している」気分が加わります。「嗅覚」には、「脳が嗅いでいる・背中が嗅いでいる」が加わります。遠方の対象を担当する「聴覚・視覚」では、「向こうから伝わる音や映像の、その出所の状態・状況をこちらのいのちが受け止める」気分になります。もっぱら「聴覚・視覚」を用いて、対象の性状とその変化とを察知する、を手立てとするすべての作業・職業の、技術向上に役立ちます。従来「共感」と呼び習わしてきた機能の、「技法化」であるかもしれません。共感の能力が天性として備わっている人、には不要ですから、ボクと似た「判らんチン」、に役立つ「技法」でしょう。

第54講　「転がる大豆」からの展開

大場弘さんの創案になる「身体呼吸法」という術式を、「誰でもできる」健康法にしようとの目論みで「4個のボール」という呼吸法を作りました。そのあたりの経緯については、『「心身養生のコツ」補講50』第16講・第17講をご覧ください。一応完成して朝夕行ってみると、なかなか上達しません。作者自身が難渋するんじゃ「誰にもできない」方法だ、とガッカリです。

困っていたら、幼い日の思い出が湧き出てきました。疎開先の田舎で、収穫して日干しにした殻付きの大豆を、叩いて殻を外し、平たい大笊のなかに入れて、揺すりながら、殻や茎の破片やらを取り除いている光景です。両腕で笊を抱え、手前と先とを上下しながら揺すると、笊の中の大豆粒が、手元と先方とを一斉に転げながら行き来します。心地よい音さえも思い出されます。

これをヒントに、あお向けに寝た自分の身体を大笊に見立てて、大豆の粒が行き来するイメージにしたのです。イメージで足先と上半身とが上下すると、その傾斜を大豆粒が一斉に転げます。これは簡単です。しかも、全身どこにも力みが生じません。大豆の量を増やし、次には大豆を小豆にそしてゴマ粒に替えても、同じ動きができます。嬉しく楽しく続けていたら、色々なバリエーションが生まれました。「展開」です。

①大豆が高きから低きへ転げる動きでは、全身が脱力しています。逆に坂を転げ登るイメージにすると、身体の内部に力みが必要となり、深部筋の筋トレの効果がありそうです。第79講「すべての随意筋を意識する」につながります。

②大笊という身体イメージを消し去ると、巨大な粒の本流の中に身体は埋没し、しかも身体の内部にも粒本流の動きはあるので、身体は幻のようなボンヤリした実態の味わいとなります。

③粒本流の流れが、身体の上下にとらわれず、左右や斜めや、ついには、命門を頂点にしたり、逆に陥凹《かんおう》にしたりの、テント状に変形した身体に沿って、粒が流れるイメージが可能になると、ある統一を持った「骨バラバラ」の体感が可能になります。特記すべきは、このテントの呼吸法をすると「あくび」が出ることです。「あくび」の大切な機能については、『心身養生のコツ』をご覧ください。

④ここまで熟練すると、寝転んでいる必要はなく、立っている、歩いているときも、粒本流が動かせますので、あらゆる動作を、粒本流の動きとして操作できます（坐っているときは無理です）。その時、すべての粒に均等に（淡く）意識が配分されていると、すべての動きが、全身運動であるだけでなく、身体の外まで広がり、取り囲んでいる粒本流、までも参加した、「一動全

不不動」の極致、の体感となります。本書第75講「いのち全開」の質が驚異的に洗練されます。
⑤何よりも不思議なのは、これまで不自由であった「4個のボール」が、簡単にできるようになり、大場弘さんの境地に迫っているのかも、という喜びが湧いたことです。粒の大きさを、大豆からボールに膨らますだけでいいのです。
⑥これは突飛な連想ですが、「個人の幸せや充実にとって、数字は無縁だなあ」としみじみ思います。ボールは何個でもいいんですから。

第55講　「踵骨を立てる」からの進化

『「心身養生のコツ」補講50』で、第18講「踵骨を立てて動く」を紹介しました。要約すると、「踵骨周辺の筋肉だけで踵骨を回転する」技術です。これを日々行っていて、色々な発展がありました。そのひとつは、踵骨の縦回転を全身に波及させる健康法です。心身全体を活性化させる健康法です。ただし、習得には、『心身養生のコツ』にある「舌トントン」が身についていることが必須です。これをぜひ習得してください。

練習は、はじめは布団の中で仰向けになって行う方が、重力から解放されてし易いです。正しくできているかどうかは、絶え間ない「舌トントン」で判定できますが、ボクが判定した骨の名前を下から順に述べます。すべての骨を踵骨と同じ方向に同時に縦回転するのです。

下から「脛骨」「寛骨」「肩甲骨」「鎖骨」「橈骨」「舟状骨」「第一指に関する一連の骨」「頭頂骨」これらを踵骨と同時に縦回転しながら歩くと、「目がパッチリ」して、「気力充実」の気分になるので、「ヤッター」と満足していました。「側頭骨」は『舌トントン』のＯＫが出ないので除外していました。

ところが、ある人が、東北医科薬科大学教授の堀田修先生による独創的な治療法、「上咽頭の慢性炎症」を耳鼻科的に治療すると、自律神経系を整え、多種多様な慢性愁訴やうつ状態も治癒する、という治療法の本を贈ってくださいました。多くの症例や他の研究の伝統も紹介されています。実はボクは、幼児期から慢性の鼻の愁訴があり、今も悩まされています。漢方の「辛夷清肺湯」が愛用薬です。ところが、上に述べた踵骨歩行を完成して、心身が軽やかになると、頭蓋の中央部に「モワーッ」とした不快感が残っていることに気づいたのです。そこを「舌トントン」で探ると、「頬骨」を仲間に入れることができました。さらには「側頭骨」を仲間に入れることもできました。その効果は絶大です。まず鼻の通りがスムースになり、これまでに体験したことのない爽やかさになりました。さらに視力が良くなったようで、細かいところが見えるようになりました。「上咽頭の慢性炎症」の原因は、頭蓋骨格の歪み・固定に由来する血行障害なのかもしれないと想像します。

以上の「骨々の縦回転」をしながら歩いていると、『「心身養生のコツ」補講50』の第28講「心的トラウマの治療」で提案している、「身体を縦に貫いている竹群」のイメージを、体重の懸かっている半身に、クッキリ体感できることに気づきました。体重の懸かっている側の個々の竹を内側へ回転すると、半身が締まり、対側の半身は緩んでいます。このイメージを楽しみながら歩くと、自覚的には爽やかな、外見上はスッキリした歩行になります。「踵を立てるからの進化」の第一です。

進化の第一は、「気」の世界ですから、もう一度、骨の世界に戻りたくなりました。注意を凝らすと、竹群の歩行では、踵骨は「立って」いるだけでなく、回転したり傾いたりしていることに気づきます。そこで、最初に戻って、踵骨の軸回転や傾きに他の骨を同調させる、意識にしてみますと、なかなか「気持ちいい」です。「舌トントン」が滑らかです。さらに、立った状態で踵骨を左右に傾けると、それにも上部の骨たちが同調します。「スッキリした歩行」が「しなやかな歩行」となります。第二の進化です。

これをしていると、全身がしなやかになったせいで、頭蓋全体と脊柱全体が、旧来の「モワーッ」とした状態にあることが意識され（気になり）、不快になりました。まあ、欲張りになったわけです。あれこれ試みた結果、完成したのは、「革命」です。これまでの「踵骨の動きに多くの骨が同調して動く」を改め、「踵骨の動きに、脊柱が同調し、脊柱の動きにすべての骨が調和する」に変えたのです。さらに、両踵骨の動きに同調するのは、「幻の尻尾、すなわち尾骶骨と、頭蓋内の蝶形骨（これに脳が乗っています）、からなる脊柱総体」であると要約したのです。そして他の骨は「脊柱の動きに同調する」と要約しました。それによる微細なクネクネは、重い頭蓋全体をちょうどバランスのよい位置に導き、その結果、頭蓋を支える頸部筋群をリラックスさせ、直立歩行でありながら、ヤモリに似た柔らかな動きを可能にしているのです。「むち打ち症」病態の重大さが納得できます。進化の第三です。

以上の複雑極まりない同調の細部を修練するには、日々ひたすらな試行錯誤が必須であり、導き手は「舌トントン」です。完成した暁には、両端すなわち踵骨と尾骶骨、蝶形骨の三者の同調を意識するだけで、「しなやか、爽やか」な心身を維持できます。自律神経系の安定をもたらしますので、自覚的改善感は素晴らしいものとなります。井上八千代になった錯覚を楽しめます。進化の第三は、第72講「『ナンバ歩き』完成」での蝶形骨がすべてを動かす、を経て第四の進化をとげ、第59講「巻き簾の魔法」として完成します。本書の到達点といえる技術体系です。

文　献

堀田修著『自律神経を整えたいなら、上咽頭を鍛えなさい』世界文化社　二〇二〇

第56講　うつぶせ寝健康法

インターネットの医学ニュースで、コロナ感染症の肺炎に、うつぶせ寝をさせると、死亡率が下がるとの報告がありました。心臓の背部の肺組織が圧迫から解放されるから、との説明はナールホドです。ボクは、永年の睡眠時無呼吸症候の検査入院の結果、うつ伏せ寝で無呼吸がほとんど消失することを指摘され、もう数年、うつぶせ寝を愛用しています。『心身養生のコツ』に、その効用とやり方について紹介し、さらに『「心身養生のコツ」補講50』で第11講「うつぶせ寝三種」を、お話ししていますから、まずそれを採用してください。実はあれは、「誰でもできる入門編」です。その後、工夫を重ねて、「マニア向けの技法と効果」を完成しました。「入門編」を習得なさっているかたでないと、難しいかも知れませんが、効用は多彩・抜群です。

①用意するもの　煎餅布団と清潔なシーツ。うつぶせ寝で呼吸するからです。当然ですが、枕は不要です。柔らかな布団では、口・鼻がめり込みます。

②姿勢　これが最重要です。うつ伏せに寝て、上肢を肩幅に、下肢は腰幅に、真っすぐ伸ば

します。Hの字の形です。これ以後は、事実としては出来ませんが、「気分・イメージ」として行い、次第にイメージに近づくよう、に努めましょう。「以下の部品を垂直に」です。すなわち、「側頭骨を垂直に」「掌は、小指を蒲団に付けて垂直に」「肩甲骨は、掌を真似て垂直に」「寛骨は、肩甲骨と同調して垂直に」「足は、親指を布団に付けて垂直に」です。呼吸の必要上、頭部は当然、正面向きになるのが理想ですが、最初からできる人はいません。顎に重量が懸って、一分間も持ちません。首を捻じって、左右どちらかの上腕に、頭部を持たせかけ、時々左右を入れ替えて、行いましょう。正面を向けるようになるには、数カ月が必要でしょうし、とうとうできない、人もありましょう。それでも、充分な効果がありますから、続けましょう。正面を向けるようになるのは、「頸椎の柔軟性」「環椎・軸椎と後頭骨の、関節の柔軟性」「肩関節・鎖骨の関節の、柔軟性」が若返るからです。最終的には、「後頭骨を垂直に」のイメージが加わります。特記すべきは、それら頭部・頸部が柔軟になると、「頭がスッキリ・視界が明るく・鼻も通りが良い・聞き取りの繊細さ」が得られます。神経線維が圧迫から解放される、のかもしれませんし、頸動脈・椎骨動脈の、血流改善のせいかもしれません。両動脈の血栓症は、脳血管障害の大きな原因です。ただし、すでに出来ている血栓を溶かすのは、「ミハラルベルス」というサプリのみです。『心身養生のコツ』に詳しく紹介していますので、ご覧ください。ボクはもう二十六年ほど飲んでいます。インターネットで検索してください。ちなみに、開発者の美原恒名誉教授は現在九〇歳で、すこぶる壮健で、自らが実証例でいらっしゃいます。

③運動　運動はただ一つ、「呼吸法」です。ただし、珍奇な呼吸法です。「アコーデオンの呼吸法」とでも言いますか、先に挙げました「垂直イメージ」のすべての骨が、ちょうど「アコーデオン」のように、左右から互いに寄ったり・離れたりを繰り返す呼吸です。第69講「奇跡の横隔膜呼吸法」と第90講「心身の若返りのトレーニング」を併用してくださると、効果絶大です。どの場合も、「舌トントン」を併用して、「不健康トレーニング」を避けてください。そのまま睡眠へです。

④効果　うつぶせ寝は、そのまま入眠となりますから、効果の確認体験は翌朝です。しかも、立ち上がって動き始めてからです。効果は多彩で、おそらく、「各人各様」でしょうが、一言でいうと、「若返った」です。現実として、若返りなどあり得ませんから、正確な感興は、「若いころはこうだったよなあ」です。「ああ、老いたなあ」とも思います。いずれにしろ、不健康な生活習慣のせいで、生理的事実以上に、老化現象が誇張されている現実、が見えてきます。そこから、生活習慣の見直しのアイデアが、人それぞれに進展しましょう。内発的・自発的考案による健康法は、輸入文化とは、手ごたえ・馴染みが違います。

余談ですが、ここでの「姿勢」は、「自立・独立」の雰囲気を伴います。そして、『心身養生のコツ』に、愛着障害の気功として紹介している「地球におんぶ」は、「うつぶせ寝」の姿勢でもあり、しかも、「依存・甘え」の雰囲気を伴います。面白いので、普通の「仰向け寝」を試すと、「死」の雰囲気です。さらに、「全身を丸めて」寝ると、「胎児」の雰囲気になります。翌朝、運動会などの「活動」を待つ夜には、この「胎児」の寝姿が良いのかもしれません。まあ、害はないでしょうから、試してください。

第57講　足を手のように

テレビで観る東京パラリンピック中継は、感嘆と感動の連続でした。なかでも、上肢欠損の人が、泳ぎ・弓を引く姿に引き付けられました。その人たちは、食事の際も、足でスプーンを操作できていました。ペンフィールドの脳マップでは、足の占める面積は、手の二十分の一ほどです。訓練によって、それが拡がるのでしょうか？　いや、脳障害のリハビリが示すように、他の脳部分が、代替えとして動員されるのでしょうか？　いずれにしても、トレーニングによる、機能の精錬が可能なのです。目を転じて、わたくしたちの行動を眺めると、足の行っている動作の種類は、手の百分の一以下でしょう。おそらく原始人は、天与の二十分の一を、フルに使っていたのでしょう。動物園のチンパンジーを観察してみましょう。現代人も、何とか原始人の水準に近づくことが、養生法であろう、と考えました。そこで、「足を手のように」というアイデアが生まれました。

①素足が自然　いつのころからか、現代人は、靴下を履く習慣になりました。試みに、朝起き

たらすぐに手袋をして、生活してみましょう。顔を洗ったり水仕事の時は、ゴム長を真似て、ゴム手袋を使いましょう。それがもたらす一日の不快感は、じっくりと底深いものでしょう。五本指靴下などは、不快感の一部を軽減します。手袋を脱いだ瞬間の解放感、これこそ、「いのちの解放感」です。足にそれを与えましょう。具体的には、素足の時間を増やし、履物は、素足での下駄・草履。これだけで、「気の養生」になります。何より、養生の第一歩は、「有害物の除去」なのです。

②手と同じ機能　掌を構成する、骨の数は八個、足を構成する骨は七個です。指の骨は、手足同数ですから、解剖学が示唆するのは、手足が同じ程度の、自在性・しなやかさを発揮しうることです。パラリンピックの選手は、それが出来ているのです。また、健常者の優れた体技の人、例えば踊りの名手などは、解剖学の要請に応えており、現役の長寿者が多い、一因でしょう。そのトレーニングについては、第72講「『ナンバ歩き』完成」をご覧ください。

③足独自の機能　これは当然、体重を支えることと、歩いたり走ったりすることです。なかでも、最も基本的なのは、支えることです。七個の骨の内、踵骨が、手足のどの骨よりも、特別に巨大なのは、体重を支える主役である、ことを示しています。近年、地震対策として、ビルの基礎に硬質ゴムを敷く工法があるそうです。ビルの揺れを吸収する工夫です。踵骨は、絶えず揺れている身体を支え、かつ、歩くや走るの動きも支えています。足の骨群の中で、最重要です。

『「心身養生のコツ」補講50』の第18講「踵骨を立てる」は、体重を支える脊柱が、正確に踵骨の中心に乗る、ことで軀幹をリラックスさせる手技です。中年以降に頻発する、膝関節症は、結局、軀幹の重量を、生来そのために備わっている骨、とは異なる他の骨で支え、そのせいで、膝に不自然な負荷を懸け続けた結末です。第18講「踵骨を立てる」の中で、自身の筋肉で踵骨を動かす、ことを勧めていますが、それができるようになった人は、次の習練として、「踵骨から動きを発する」を修練してください。実はここには、以後のすべての関節の動きにとっての、決定的コツがありますから、心して修練してください。

図3をご覧ください。足の骨格図です。踵骨の動きが分かりやすいように、背後からの図です。ここで⇨の方向つまり右へ体重を移そうとするとき、踵骨を右へ転がすようにしたくなりますが、誤りです。すべて

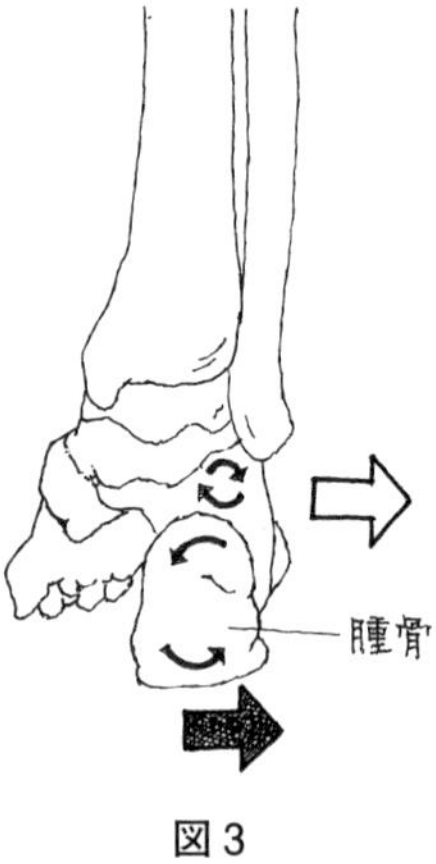

図３

の不調の原因かもしれません。左へ転がす（図の⇆の方向）、言い換えると「踵骨の下面を右に（体重の移動の方向に）動かすのです（図の➡の方向）。そうすると、踵骨の上部は左に動きますので、その上の骨の下部を右に転がすのです。それを順々につなげて、全身に波及させることで、全身が右へ動くのです。言いかえると、骨格を構成するすべての骨の関節面が少しずつ右側を開くことによって、体はしなやかに右に体重移動するのです。『「心身養生のコツ」補講50』の第22講「ナンバ歩き再考」の「歯車」を参照してください。上肢については、当然、掌をどちらに向けているかで、動きが反対になったりします。実はこの動きは、命門（おおよそ第二腰椎）が統括して、全ての骨がそれに従って動くのですが、その体感を会得するのに、踵骨の動き、で練習するのが分かりやすいのです。『「心身養生のコツ」補講50』の第15講「命門の呼吸」も参考にお読みください。動きの感覚が摑めたら、テニスのラケットの素振りや、居合の動作などで、すべての骨が踵骨や命門と同じ動きをしていることを確認してください。「舌トントン」を続けていると、正しい動き（体が「気持ちがいい」）か否かを判定できます。この動きの成果は広大で、自律神経を安定させ、いのちの「若返り」の感触をもたらします。実は、これは初歩段階であり、最終の完成形は、蝶形骨に指令された「『ナンバ歩き』完成」です。第72講をご覧ください。

④足を手のように　これはまあ、遊びのようなものですが、パラリンピックの選手を真似て、手ですることを、足でもしてみるのです。落ちている物品を足で拾うとか、履物を足で揃えると

か、戸の開け閉めとか、ジャンケンポンとか、素足でいると、色んなことができます。新生児は、足でしっかり物を掴めます。そうそう、もっと大切なトレーニングは、踵骨上部の残り六個の骨を、それぞれに生来備わり付着している筋肉群を使って、縦横に動かすことです。筋肉の訓練ではなく、脳の訓練なのです。掌のように自在に動かせる足は、その上に載っている身体全体を、しなやかにします。試みに、掌を足に似せて、開いた状態で固めてごらんなさい。肩甲骨にまで、凝りが波及するはずです。柔らかな足は、柔らかな身体と心とをもたらします。

⑤地球を掴む　「足を手のように」の最終成果は、歩行に際して、足の全ての骨を、手と同じように使って、地面を掴むのです。例えば、右脚を挙げて前方に踏み出す動作では、左足を手のように使って、地面を掴み、空中に挙げた右足は、ジャンケンの「パア」、のように拡げて、地面に触れた途端に地球を掴むのです。この交互動作は、このままでは難しいのですが、第72講『ナンバ歩き』完成」でお話しする、蝶形骨が指令する体感を用い、蝶形骨の左右が開閉する動きに指令されて、左右の足の「グウ・パア」を行うと難なく行えます。さらに、同じ第72講の「Oの字」を組み合わせると、完璧な歩行となります。つまり、この「地球を掴む」は、第72講の入門編でもあります。なお、第64講「一本脚トレーニング」に、この「パア・グウ」を加えてください。「気持ちがいい」「達成感の豊かな」トレーニングになります。

熟練するとほどなく、意識されるのは蝶形骨の動きだけになり、遂にはそれも無意識水準で行われる「体癖」になります。このことは決定的に重要です。「足下に気を付けて歩く」習慣は、とっさに注意が逸れた瞬間に躓き・転倒がおこります。「体癖」化したものは、注意と無関係に維持されるのです。老人の転倒事故の恐るべき頻度を防ぐことは社会の急務です。

第58講　「円盤の気功」発展

すでに、トラウマ体験の治療として、「円盤の気功」を考案し、『心身養生のコツ』に紹介していますが、その後の治療経験の中で、考えが発展しました。思うに、各人の人生は、山あり谷ありの、ストレスの山です。その時々に対処すべく、心身は歪み、事態の収束後も、歪みの残渣は維持されます。再度の事態への備えです。「学習」の原型ですし、生活の澱でもあります。世の「苦労人」は、しばしば不健康です。「リラクセーション法」として登場し、役立っている、さまざまな健康法はすべて、それらの澱の不要部分を「ご破算」にして、「いのち」をリセットする、ことを機能としています。目指しているのは、日常の健康維持です。ボクは、「円盤の気功」を発展させて、同じような健康法を作ってみました。

『心身養生のコツ』での「円盤の気功」は、体内の「邪気」の焦点を感知して、それを「癒す」治療手技です。それを発展させ、「全身の歪み・固着」を緩める、健康法にしてみました。他の「リラクセーション法」に対し、チョット自慢できるのは、若干の状況判断と、それによって技法の変化を作れることです。用いるのは、「円盤のイメージ」です。円盤を使って、立体である全身を「上下」「左右」「前後」の三方向から癒すのです。

慣れてくると、布団の中でも椅子に掛けても、どのような姿勢でも行えますが、はじめは、立位で練習しましょう（図4）。まず「上下」です。頭上に、肩幅より少し広い直径の円盤をイメージします。それをゆっくりと頭上から降下させます。頭を横切った位置で、この円盤の回転方向を決めます。決まったら、その回転を維持しながら、徐々に円盤を下降させて行きます。人体輪切りのイメージです。下降の動きに抵抗感が生じたら、その部分は、「邪気」の濃い場所を横断しているのですから、下降のスピードをゆっくりにします。そこを過ぎたら、通常のスピード

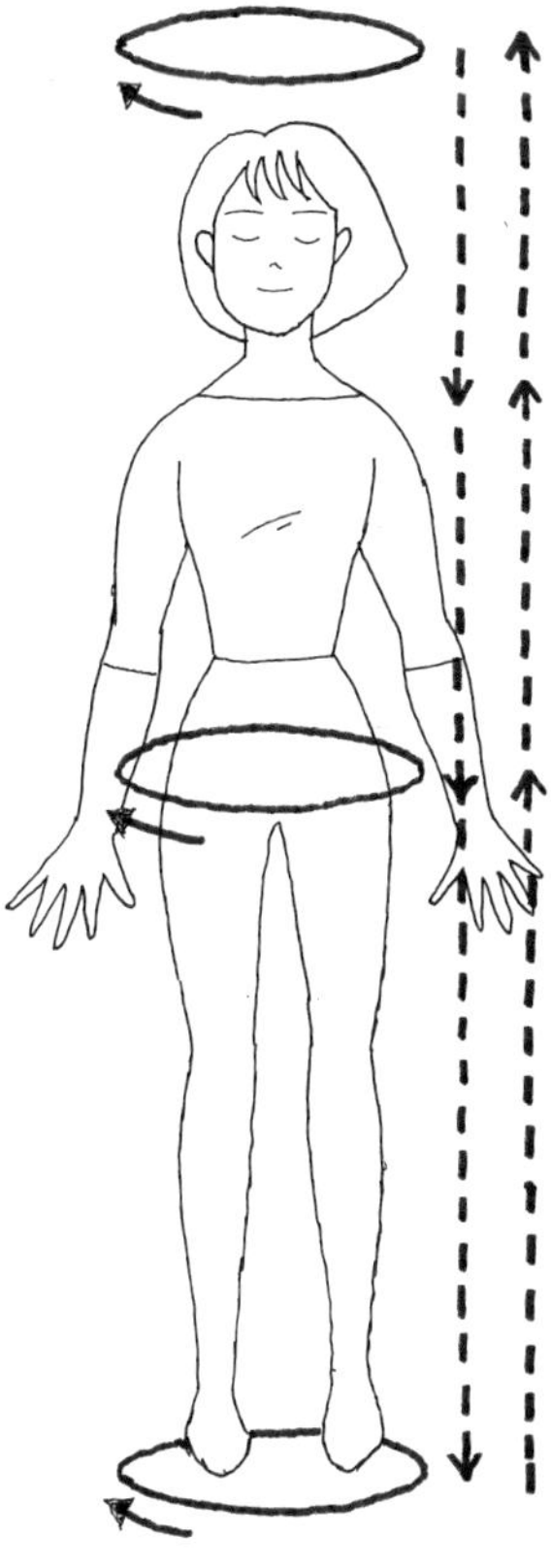

図4

です。地面に達したら、同じ回転のその円盤を、上昇させて、頭頂の上まで到達したら、再び降下です。通常は、一～四往復で円盤の上昇・下降が出来なくなります。終了です。はじめから回転ができない場合があります。治療としては、不要・中止です。但し、邪気の察知のセンサーとして、自身や他者や物品の状態診断に使えます。

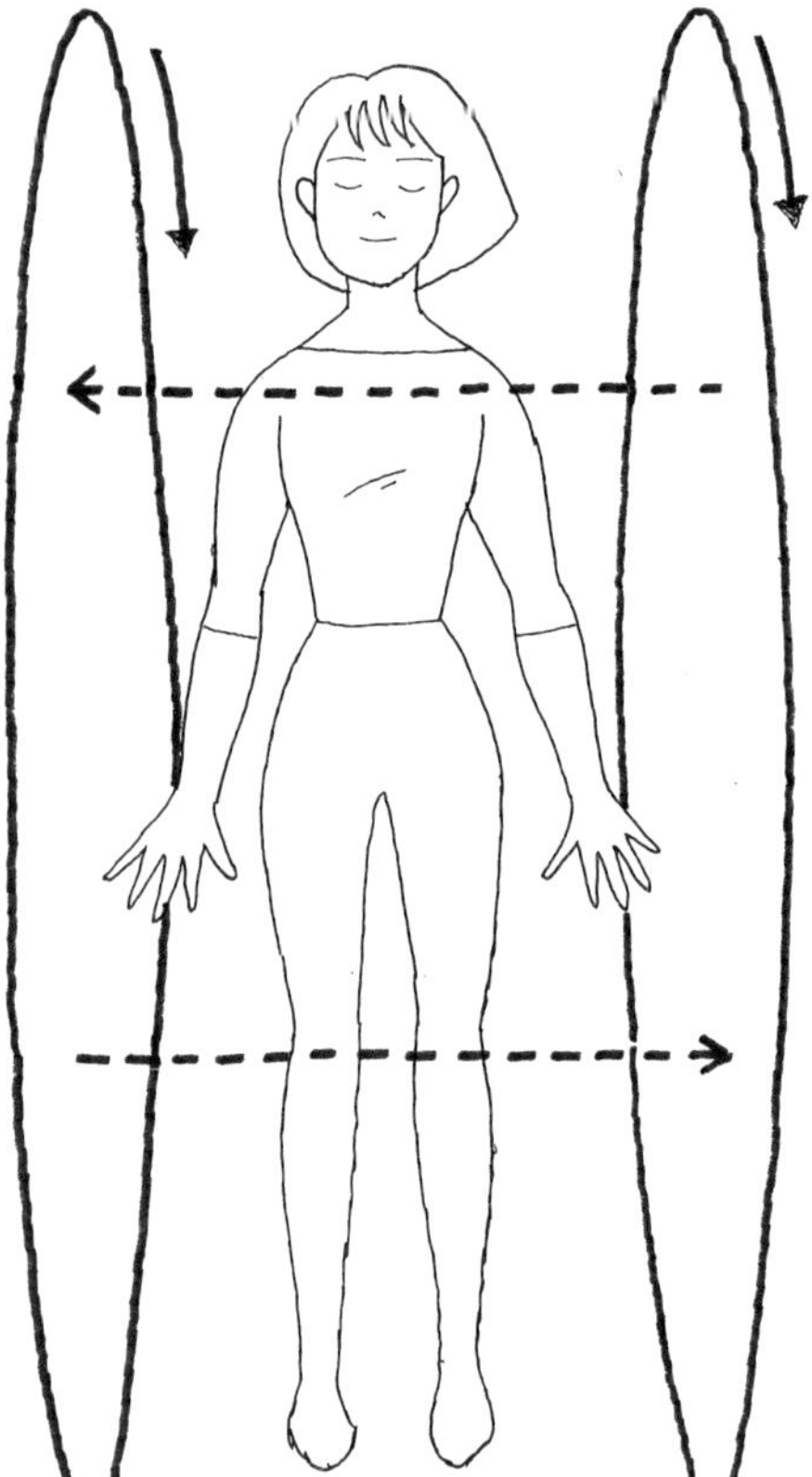

図５

次は縦方向（左右）です。やり方は同じで、円盤の直径は、身長より少し長めです（図5）。回転方向を定めて、ゆっくりと左右に往復させて、止まるまで行います。これも回転ができないなら、不要です。最後は（前後）です（図6）。やり方は同じです。

この気功は、施術対象の状況を診断し、診断によって施術が左右される、「臨機応変」性が、他の「リラクセーション法」に比べて、魅力的だと思いますが、いま一つの利点があります。技

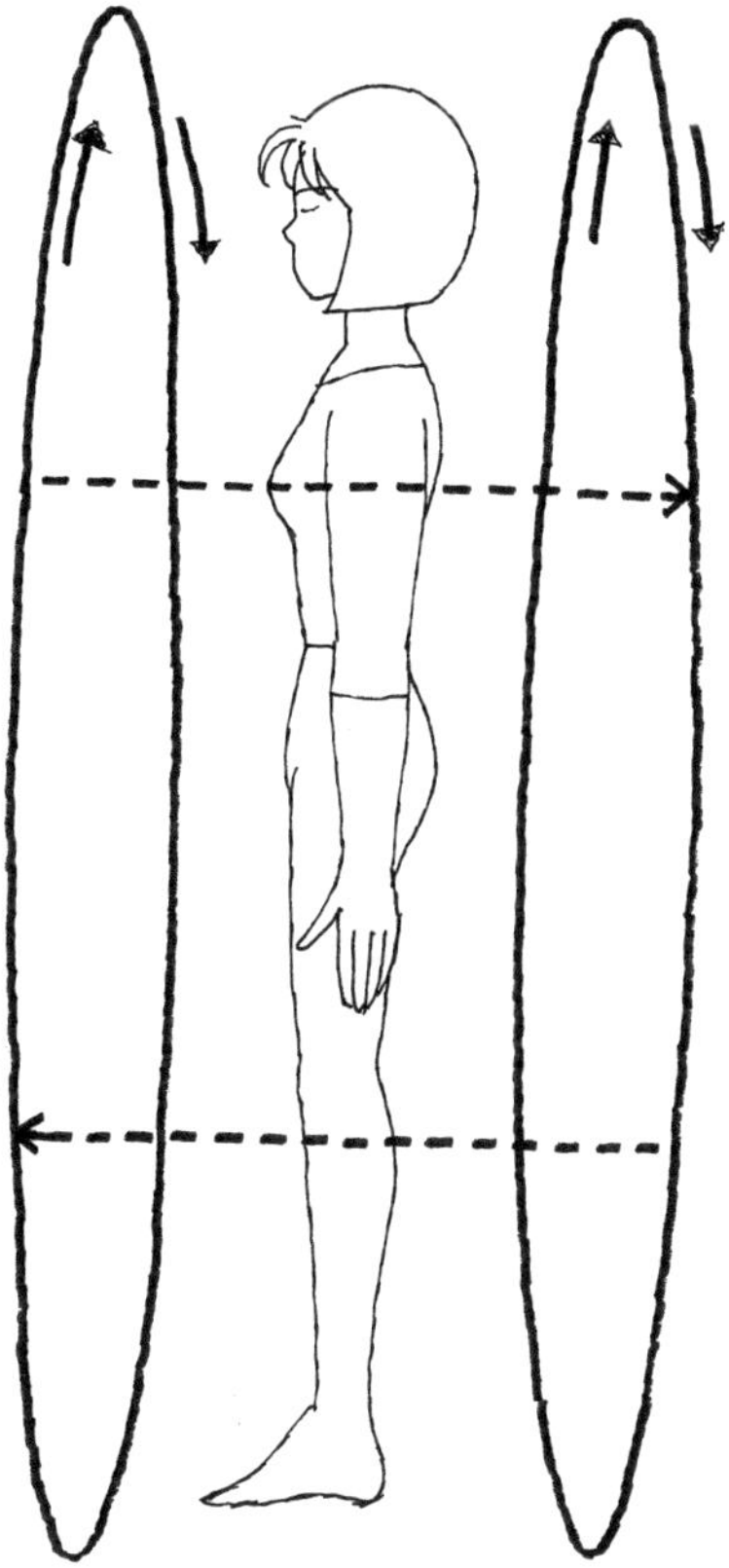

図6

術を熟練すると、他者、たとえば幼児や不器用な人に、してあげることができる点です。「要・不要」「回転方向」「開始・終了」を決める技術、を備えているからです。熟練すると、電話回線を使って、相手の身体を点検・診断したり、気功治療したりすることも可能となります。但しこちらの心身が根底から疲労しますから、お勧めしませんが。

なお、この気功は、『「心身養生のコツ」補講50』の第36講「渦に癒される心身」の簡易版ですから、そちらも併せて読んでいただくと、理論的側面を理解できましょう。

第59講　巻き簾の魔法

これは『「心身養生のコツ」補講50』の第28講「心的トラウマの治療」で紹介している「経絡相対」の展開・精錬版です。したがって「経絡相対」をできる方は、本講の入門段階を習得している方です。但し、細部での修正があります。①巻き簾の材質は竹ではなく、弾力のある「コンニャクの棒」のイメージで、指の太さで、左右に10本、です。それが巻き簾のように連なっていますが、どれも身体の内部にあり突き出ていません。突き出ているイメージになると『舌トントン』が止まります。但し、幻の尻尾に、左右一本ずつ配置されています。（図7）をご覧ください。②絶えず『舌トントン』をして、「ゴー・ストップ」の目安にしますから、必ず修得してください。さらに進歩して、「心身養生のコツ」の『センサーとしてのからだ』を習得されると、後半の高等技法の際に役立ちます。

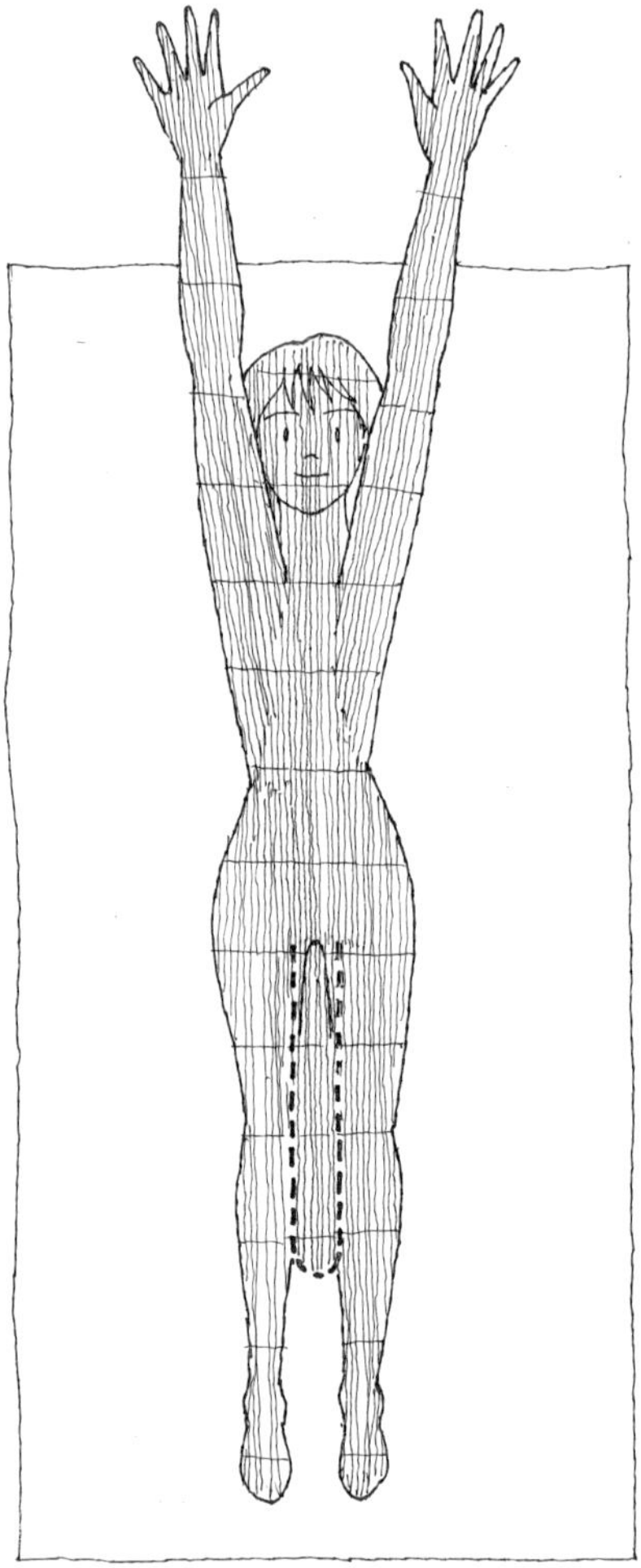

図7

巻き簾と呼吸

図のように仰向けに寝て、体内に巻き簾をイメージします。息を吐きながら、巻き図を内側に巻き込みます（図8）。『舌トントン』が止まったら、吸気に移ります。息を吸いながら、巻き簾

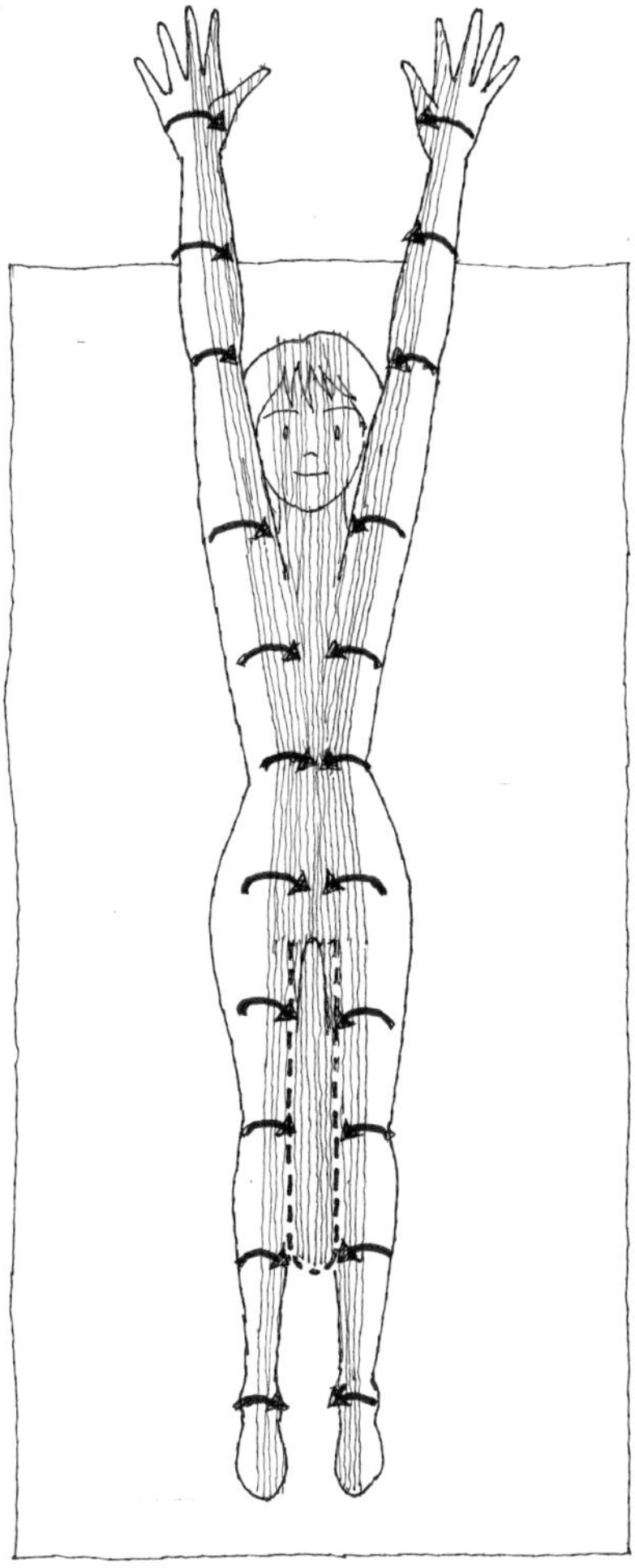

図8

を一杯に拡げます。『舌トントン』が止まったら、巻き簾を背中側に巻き込みながら息を吐きます（図9）。イメージですから、布団は邪魔になりません。『舌トントン』が止まったら、吸気です。これで一呼吸ですから、通常の呼吸と同じ、自然でゆっくりしたスピードで行います。手足

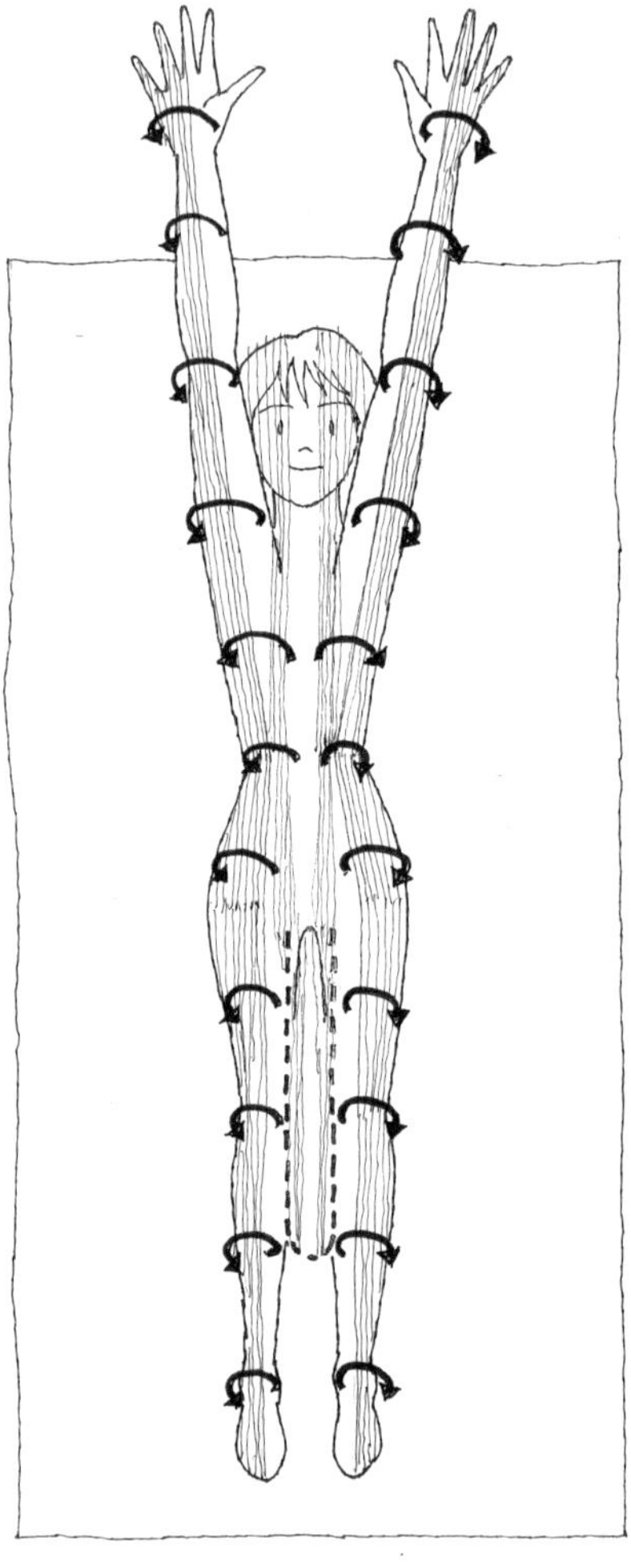

図９

の現実の捻じりは、イメージの巻き簾捻じり、のイメージ誘導に過ぎませんから、僅かに捻じるだけでいいのです。力を籠めると、イメージの巻き簾の動きが不自然になり、逆効果です。全身の脱力が必須のコツです。

フラシュバック減少・消滅の効果は当然ですが、全ての関節面のほぐしの効果があります。究極のリラクゼーションです。上達して、『舌トントン』が自在になった人は、すべての骨と関節面に注意を向けることで、骨バラバラの体感が得られます。巻き込み・開きを繰り返し、どちらでも『舌トントン』が止まったら。終了です。

立ち上がると、緩みと弾力の回復が実感できますが、画期的なのは「こころ」「からだ」の区分けの希薄化・消滅です。ことばだけ知っていた、「心身一如」の体感です。不思議な感覚です。表題を「巻き簾の魔法」とした所以です。

この状態で横たわったまま、来し方・行く末に思いを巡らすと、悩みが意識された瞬間に、『舌トントン』が復活しますので、「巻き簾」再開です。そうすると「悩み・心配」の迫力が薄れます。通常のカウンセリングでは、対話のなかで、来し方・行く末を話題にしますが、そこで『フラッシュバック』に似た揺さぶりが生じ、それが「関係の場の雰囲気で消去される」という効果があるのかもしれません。「巻き簾の魔法」をつかうこの「一人でカウンセリング」には相互誤解が少ないのが最大の利点でしょう。「自分一人でできることは済ましておく」と、専門家とのカウンセリングがピンポイントになりましょう。

なかでも、ボクが『胎児期愛着障害』と名づけた状態は、『心身養生のコツ』の「アーアーの気功」以外に治療法がなかったのに、「巻き簾の魔法」では、かなりの修復効果があり、「空虚とそれへの対処としての支配力希求・自己主張」が薄れ、「溶け合い・融和と慈しみ」の能力が育ちます。「魔法」です。

更なる応用

自分では何もできない重症な障害の人々に、横になった姿勢だけをしてもらって、術者は枕元に坐って、両手を握り、「巻き簾の魔法」を送り込む気功治療が可能です。それができるには、術者が「センサーとしてのからだ」を習得できている必要があります。さらに熟達すると、施術を拒否している病者に、イメージだけの「巻き簾の魔法」を送り込むことで、緊張をほぐすことも可能です。臨床の精神科医だけでなく他業種の治療者・介護者にもぜひ、ここまで習得して欲しいです。僅かな効果が得られるだけでも、技術者としての充実感が増します。

第二部　いのちのセンサーを磨く

第60講　いのちを守る拒否能力

この表題は同義反復です。「守る」とは「拒否」だからです。健康法は、「守り能力増進法」であるのが本道であり、競争の気分、が加わるのは邪道です。「スポーツは身体に悪い」は、その事態への警句です。「健康食品は害」も、同じ警句です。「欲張りは不健康」と言い換えると、人生訓となります。

『心身養生のコツ』の冒頭、「気持ちがいい・気持ちが悪い」をお話しし、技術として、「Oリングテスト」「入江フィンガーテスト」などの判定法を紹介しました。こうしたテストの手技は、健康法の見地からは、「気持ちが悪い」すなわち拒否のための指針、としての役割が本業なのかもしれないと思います。「こころ」は浮ついており、「欲」に染まりやすいけど、「からだは堅実で保守的」つまり「守り志向」であるからです。「こころ」も、「からだ」の反応を無視し続けることはできません。「からだがいうことを聞かない」はその状況です。

一例を挙げましょう。認知症の急増で、「抗認知症薬」の使用が増えています。投与はじめは、若干の効果がありますが、当然のことながら、加齢につれて、服薬を続けたものかどうか、家族も担当医も迷う時期が現れます。その際、患者の頭に「薬」を当ててOリングテストをして「NO」の反応が出ると、家族も医師も即座に断薬を決断できます。あんなテストは科学的に解明されていない民間療法だ、と拒否していた人でも、疑うところがありません。「拒否」は、安全のための技法だからです。乳幼児における「嫌悪・拒否」の発達が、個体の成長・安全・自立の核であることを思い出してくださると、身体生理水準での「嫌悪・拒否」から、精神的な「嫌悪・拒否」へと進化・発展していることが分かります。Oリングテストは、原初の、生理水準での反応、を活用しているのです。「こころ」は、精神機能の目覚ましい発展の過程で、色々な機能が加わることにより、惑い・惑わされやすくなっているからです。

惑いの原因は、「欲と不安」です。この二つの作用に付け込むのが、「誘惑・誘導」の技術です。もともと、「欲と不安」に「誘惑・誘導」される現象は、生物の「生きる活動」です。生物の営みのほとんどはその構造です。その外部動因を模した技術が、ヒトでは巨大化して、「操りの技術」となっているのです。なかでも「不安を掻き立てて欲を誘導する」技術は、もっとも強力であり、しばしば悪質です。健康商品や美容商品や疑似宗教の、コマーシャルが典型です。

さらに悪質な、「振り込め詐欺」に類する犯罪もはびこっています。「こころ」は、これらの技術に対して、予想外に脆いのです。簡単に引っかかってしまいます。ふわふわした在りようという「こころ」の長所、に付け込まれているのです。悪質な誘惑に対抗するには、「守り志向」に優っている、「からだ」のセンサー、を活用するのが得策です。そのために使うには、Ｏリングテストは手順が複雑で、使い勝手が悪いので、同じ原理に基づく入江フィンガーテスト、や「舌トントン」をぜひ習得してください（『心身養生のコツ』に詳しく紹介しています）。

練習の手始めには、高圧電線やスマホなどを注視しながら、入江フィンガーテストをして、指がスルスルしなくなるのを確かめてみましょう。それらからは、人体に有害な電磁波、が出ているのです。電磁波が分かるようになったら、食品・衣類などへ、練習対象を拡げましょう。日々の健康に役立ちます。そしていよいよ上級段階です。テレビ画面からも電磁波が出ていますから、あらかじめ、その強度を入江フィンガーテストで測定しておいて、次にさまざまな商品のコマーシャル画面を、入江フィンガーテストでチェックしましょう。強烈な「ＮＯ」が出る商品は、「からだ」が警戒警報を出しているのです。次に、商品自体の映像を指さして、入江フィンガーテストで、さらに強い「ＮＯ」が出るなら判定完了です。注文してはいけません。

以上が練習で、本番はこれからです。人物の判定です。誰かに会っているときや、電話で話している最中に、入江フィンガーテストをするのです。僅かに指を動かすだけですから、目立ちませんが、チョット中座して、その人を思い浮かべて行ってもいいでしょう。「ＮＯ」がでたら、その人は悪い人か、自分にとって相性の良くない人、ですから避けましょう。

邪な人の「からだ」は、「邪気」を発しています。こちらの「からだ」は、「気」を察知する動物的原始感性、をいまだわずかに保持しています。それを賦活して「守り」に役立てよう、とする試みです。これもまた、「科学的」に確かめられていない、民間の技術ですが、まあ、役に立てばいいじゃないですか。ついでながら、入江フィンガーテストよりもさらに便利な手技は「舌トントン」ですが、熟練度により判定の正確さが左右されます。第62講「『舌トントン』再考」をご覧ください。

第61講　花は「美しい」

春になると、野山に花々が咲き乱れます。人気の少ない高山の、珍しい花も、テレビ画面で見ることができます。いつも思うのですが、ボクが「美しい」と感じることと、花の形・色彩との関係は、どのようにして生じたのだろう。蝶や蜂などと花は、生存のための互恵の関わりがあるから、相互関係の選択で、進化が生じた、と想定してもいいけれど、ボクの感覚機能に合わせて花の色彩が適応進化したはずはないし、「美しい」という感覚は、多少の差異はあれ、人類共通で遺伝してもいるらしい（厳密には「想定」に過ぎませんが）から、ヒト種の感覚機能が、何らかの必然として進化したのだろう、と思うしかありません。しかも、「美しい」という感覚には、かなりの個人差があり、学習による精錬もあるので、遺伝子レベルの進化、とばかりも言えないでしょう。

品種改良により生み出された、「美しい」色彩の花もあります。人工的進化、と言えましょう。その美しさは鮮烈で魅惑的です。しかし、瞬間的な魅惑があっても、「癒し」の雰囲気をもたらしません、「ホッコリ感」では、野の花・雑草の花が勝ります。

　近年、脳神経系の情報伝達システムの科学知見は、爆発的・驚異的で、臨床像の知見を説明してくれ、納得を与えてくれます。並行して、伝達に関与する物質とその代謝過程、の発見も爆発的です。そして、それら伝達物質の「増・減」からの推論に基づいて、「脳の病気」に対応する、「薬」が開発され、目覚ましい効果を挙げています。そこまでは喜ばしいのですが、それらの推論を応用して、臨床症候の解釈がなされ、診断指標として、技術に組み込まれる趨勢があります。それは勇み足だろう、とボクは感じています。

　生命体かどうかが不確かな、ウイルスについてさえも、その発祥を含め、機能の全容を、物質レベルで解明しえていないのです。ましてや、生命進化の過程の最終到達物たる脳の機能は、花の色彩などとは、桁の異なる複雑系です。複雑系たる「いのち」は、部分の悪化に対し、他の全体が「折り合いをつける」動きをします。そして、新たな（やや低下した）統合体、へと変貌して存続を図ります。ただしその対処には、ある程度の時間を要しますから、骨折・脱水・動脈閉塞・感染などの急性の障害には、直截の復旧作業が（完璧な復旧は不可能ですが）適切です。しかし、統合体としての「折り合いをつける」作業、が幾分か進行している、亜急性期・慢性期の病期には、「いのち」の努力に協力するのが、同じ「いのち」としての「思いやり」でしょう。「人を見て法を説く」は同じ心得です。精神科の「病」のほとんどは、その種の病期です。シャープな味わいの治療は、「自然治癒力」の営みを台無しにする、有難迷惑が大きいはずです。病状の中の自然治癒力の営み、に配慮する治療、が優しいでしょう。

治療よりも心配なのは、「診断」です。目についた「異常」を「脳の病状」と即断し、「情報伝達物質の増・減」と即結する、いまはＡＩですら（ＡＩさんごめんなさい）行わない、シンプル・マインドの治療判断が起こることを恐れます。近頃は、お墓に「造花」が供えられているのを見かけます。造花の進化は目覚ましく、近寄って診ないと、本物と見間違えるほどです。だけど、こちらが「いのち」で接してみると、「弾かれる」感触があります。さらに、薬物療法で元気になった人は、品種改良の花に似て、こちらの「いのち」を癒しません。野にある名も知らぬ花、の「ホッコリ感」をもたらしません。治療関係でのこの感触、の変転・推移を繰り返し体験することは、自らの「いのち」をセンサーとして用い、病者の内部の微かな変化を嗅ぎ取る、臨床家の感受性訓練となります。臨床家としての成長に必須の過程です。「本当に」よくなった病者、の「いのち」が伝えて来る、「ホッコリ感」は、治療者という職業を選んだ初志を満たし、「疲弊性鬱病」を防止する、心身の健康法でもありますから、昨今の医学の趨勢は、治療者の健康と病者の健康とを共に損なう、のではないかと危惧します。

第62講　「舌トントン」再考

大村恵昭先生による、「Oリングテスト」の発明は、日常の臨床現場にとって、革命的でした。いまだ採用しておられない臨床家は、「有害反応を避け、有益な治療を選択する」ためのセンサーとして、是非試みてください。『心身養生のコツ』に、簡単な紹介とやり方を述べています。さらに精妙な、「入江フィンガーテスト」も紹介しています。それらに刺激されて、ボクは「指タッピング」「舌トントン」「脳の直接感覚」「8の字センサー」「センサーとしてのからだ」などを考案しました。『心身養生のコツ』をご覧ください。

現在のボクは、日常生活のあらゆる場面で、それらのテクニックを、時と場合に応じて、使い分けていますが、診療の場ではもっぱら、「脳の直接感覚」「8の字センサー」と「センサーとしてのからだ」、で診断と処方・処置・助言を選択し、患者さんと認識を共有する、シェアード・デシジョン・メイキングの手続き、としてだけ、「Oリングテスト」を用いています。出来そうな患者さんには、ついでに、「Oリングテスト」「舌トントン」のやり方を教えたりします。

他方、個人としての日常生活では「センサーとしてのからだ」「8の字センサー」と「舌トントン」で、すべてをまかなっています。買い物だけでなく、初対面の人物の品定めや、初めての電話の評定、その他いたるところで役立てています。

ここで改めて、これらテストの本質について考えてみます。どのテストにも共通するのは、「生きている身体」をセンサーにしていることです。感覚器官が未分化な進化段階、の生物の能力でしょう。

「身体センサー」の「快・不快」を、「Oリングテスト」では気力の増減を反映する筋力の増減で、「入江フィンガーテスト」では自律神経の緊張を反映する皮膚の摩擦係数の増減で探知し・可視化して認知するのでしょう。「指タッピング」「舌トントン」では、脳の不快を筋運動のリズムの乱れで可視化し、「脳の直接感覚」「センサーとしてのからだ」「8の字センサー」は脳による体内の「快・不快」の認知で評定しているのでしょう。その考えは、「Oリングテスト」「入江フィンガーテスト」の所見が、実地場面で安定しており、他のテストの所見が、こちらのコンディション次第で、精度が不安定である、という経験と符合します。そして、「体内認知での評定」は、天性の「霊能者」などを模した技法であり、術者側の天分により信頼性が左右される、技法であると納得できます。

では、リズム運動はどうでしょうか。不快な身体の状態でリズムが乱れるのは、野菜を刻む際にも出現して、刻みが不揃いになったり指を傷つけたり、と日常の体験です。乱れが長続きすることもありますが、すぐにリズムが戻ることも多いのです。そして、この「一過性の乱れ」についての連想が、「再考」のテーマです。「対処・折り合いをつける・自然治癒」がテーマです。「暑い⇩クーラー点ける」などでも良いのですが、「姿勢」が、最も便利なので、これを例にしましょう。

この文章を読んでいるあなたが、「舌トントン」をして、リズムが悪かったとします。読むのを止めてリズムが快調になるなら、この文章があなたの、いまの「いのち」にとって、馴染まないのです。結論を絞り込むために、他の人の文章ではリズムが復活する、ことを確認しましょう。どの本でも新聞でも復活しないなら、「読む」という行為、部屋の空気等々、犯人捜しは、臨床力のトレーニングになります。しばしば、座り方を変えたり伸びをしたりして「姿勢」を変えただけで、リズムが復活することがあります。他の条件は無罪だったのです。「姿勢」のどこをどう変えるとリズムが回復するか、の試行錯誤は「体内認知」のトレーニングとして、最適です。

それだけではありません。「姿勢」に注意を凝らしながら「舌トントン」を続けていると、何の操作もしないのに、ほどなくリズムが回復することがあります。二つの場合が考えられます。①一つは、「身体」の自然治癒力で、精妙な「姿勢の修正」が行われた成果です。この場合は、短時間、秒単位でリズムが回復します。②いま一つは、歪みへの「慣れ」です。生体が「諦めた」ので、これも、「折り合いをつける」の活動の一種です。分～時間の単位を要します。「鎮痛薬」の薬効と同じです。

産まれてからこれまでの人生は、二つの努力の結果の蓄積です。そしてこれまでの、どのテストの場合も、「基準点」は①②の集積であり、そこからのズレを測定・抽出しているのです。そしてズレの修正として行われる、無意識の①②の混合活動が、①の活動を活性化して、新たな「基準点」をもたらします。つまり、「テスト耽溺の日常」はそれ自体、「いまのいのちに寄り添う、いまのわたしだけの健康法」でもあるのです。ボクの例をお話ししましょう。

人の生活で、「寝ている」時間は随分長いので、それと健康との関係は大きいです。寝巻・布団・枕等々、工夫はいろいろとあります。ボクは「姿勢」に凝っていて、『心身養生のコツ』に色々な方法を紹介してい

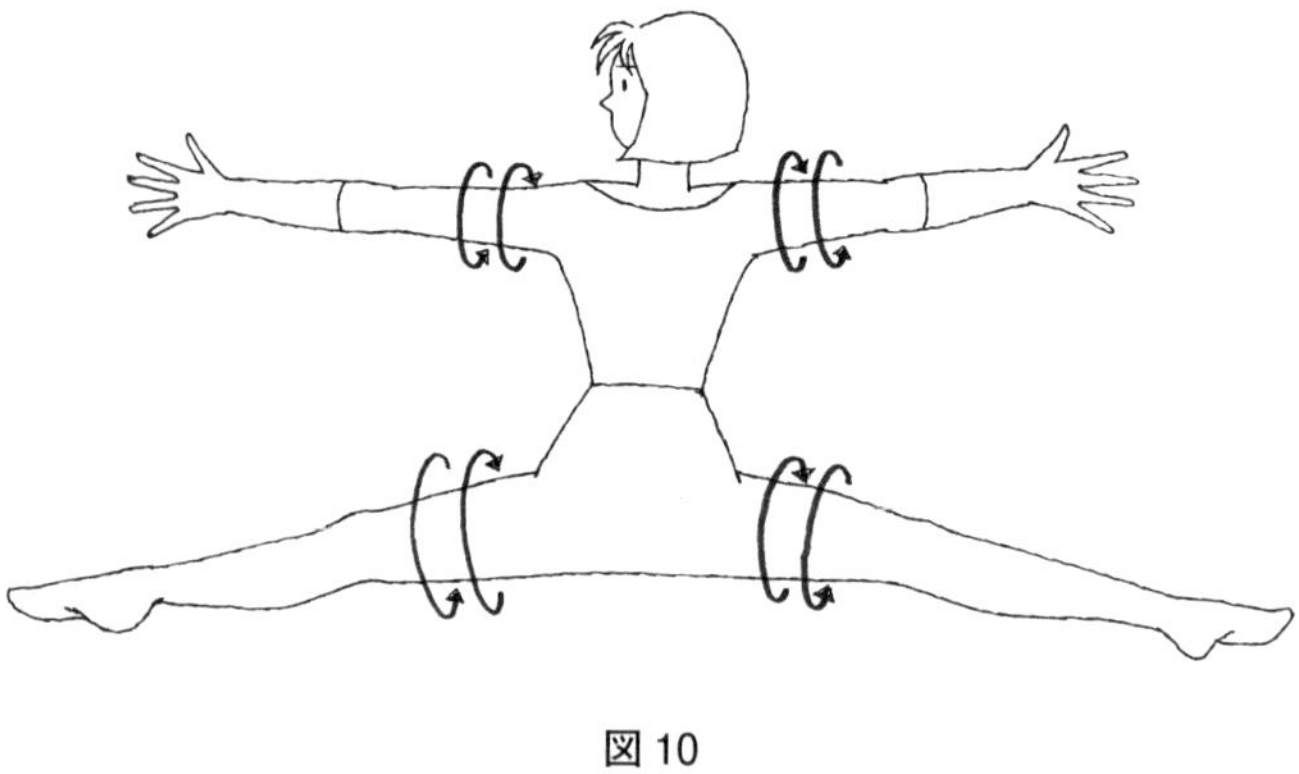

図10

ます。姿勢に凝るのは、幼い時から「寝相が悪い」ことと関連していそうです。「無意識の身体ほぐし」です。いまのところ「うつぶせ寝」に到達していますが、最近、「舌トントン」を絶えず行っています。その結果は、「転々と寝相を変える」「意識的転々反側」です。そして、最近到達したのが、「うつ伏せ大の字⇩うつぶせ横Hの字」です。大の字の下肢を、横一直線に近くする形です。そして図10のように四肢それぞれを回転させると、肩関節、股関節のストレッチになります。「舌トントン」が滑らかな時間だけ、これを行っています。皆さんにお勧めするわけではありません。「舌トントン」を習得して、自分だけの健康習慣を作ってください。

第63講　臍下丹田の気功

仙骨を構成する二番目の骨と、下腹部の臍から四横指下方、とを結ぶ線上の中央、すなわち骨盤の中心部、にあるのが臍下丹田です。ここは、武術やヨガや気功法や呼吸法など、さまざまな強健法で、共通して重要視されています。ヨガでは第二チャクラと呼ばれています。どの分野でも、臍下丹田の活用のやり方・技術は、入念な修練を要します。ボクは、ごく簡単な気功法で、脳の疲れを癒す手順、を見つけましたので紹介します。

『心身養生のコツ』に、「円盤の気功」という簡単で万能の、「診断・施術」法を紹介しました。その発展形が、本書の第58講「『円盤の気功』発展」です。身体のあちこちの「気の停滞部分を、把握・同定し、ほぐし、癒す」方策です。ところが一カ所だけ、把握・同定は出来るのに、癒しを起こせない場所があります。それは脳のほぼ中央部、おそらく視床下部のあたりの、梅干し大の「邪気」です。ヨガの七つのチャクラの、どれにも属しません。「気の円盤」をいくら回しても、邪気が消えないし、気分もスッキリしません。これには『「心身養生のコツ」補講50』の第2講「脳を抱える」が有効ですが、練習がチョット複雑です。実用レベルに到達できずに、諦める人が半数です。

「遷延うつ病」など、治療が停滞し、漫然と同じ処方を継続するしか打つ手の無い患者さんの、脳の中央部に「梅干し大の邪気」を見つけ、同時に、臍下丹田にも「邪気」を把握しました。本書の「『円盤の気功』発展」を使っても、なかなか消えません。加えて、臍下丹田の「邪気」に「気」を送る（こちらの全身の注意を集中する）と、脳の「邪気」が濃くなるのです。両者は連関しているようです。そこで、「脳を抱える」

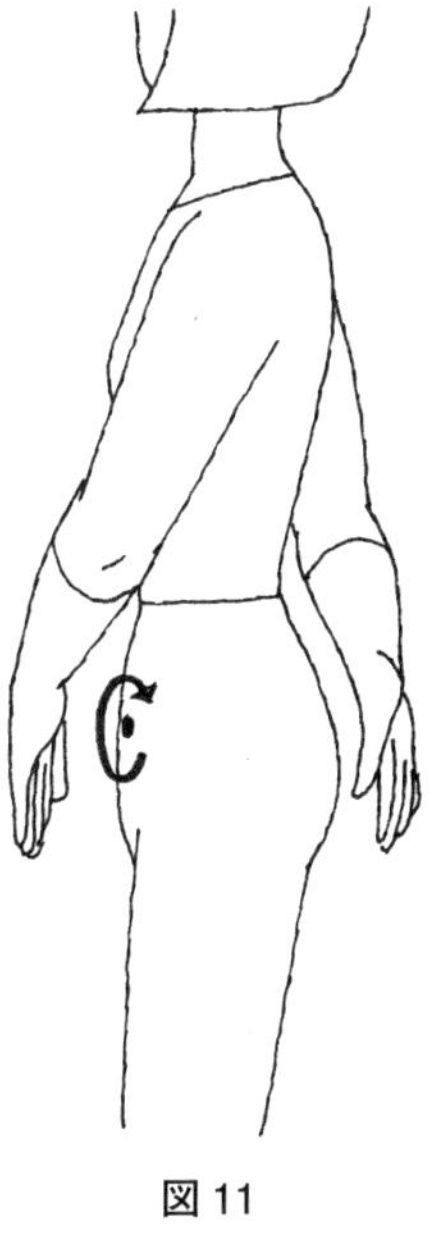

図11

の術式すなわち、左の掌の労宮を丹田の前方（下腹）に当て、右の手背を丹田の後方（仙骨の二番目）に当て、両者を結ぶ線が骨盤の中心の「丹田」を貫くイメージにします（図11。『「心身養生のコツ」補講50』の第2講「脳を抱える」の中に「気の腺」があります。参照してください）。そこまでが準備態勢で、いよいよ気功の開始です。

左右の労宮を結ぶ「気の線」、を回します。実際は、両手を小さく同じ方向に回すのです。直径二～三センチの円を描くように回します。回す方向は、身体の前面から見て「ねじ込む」動きです。恐らく、背中側から「気を抜く」動きなのでしょう。実際に行ってみると、その回転と逆回転とでは、滑らかさが全く異なります。癒しにならない回転は、身体が嫌がるのです。

心身が好む回転がし難くなったら、「止め」の合図です。「円盤の気功」で、視床下部の邪気が消えていること、目がパッチリになったこと、をたしかめましょう。その後、二つの発見がありました。

一つは、岸田総理をはじめ、テレビに登場する政治家や知事のほとんどに「視床下部」と「臍下丹田」の邪気が見られることです。コロナ禍を巡る混乱の収拾の模索や、その後の政局の緊迫で、脳が疲労困憊しておられるのだろう、と同情します。

いま一つは、自分の体験です。朝の目覚めの布団の中で、「気の円盤」で探索すると、ボクの「視床下部」にも、大層な邪気が同定されます。「臍下丹田の気功」で視床下部の邪気を消すと、目がパッチリして、視界がクリアになり、いい気持ちです。身体がリラックスしています。ところがいつの間にか眠ってしまっていました。目覚めたのは二時間後です。特記すべきは、全く夢を見なかったことです。最近雑多な夢が多く、充分な睡眠がとれていないと感じていましたので、ハッピーな目覚めです。そこで連想しました。

視床下部の邪気は、「疲れている」ではなく「興奮している」、いや「疲れながらも頑張っている」のでしょう。「臍下丹田の気功」で、「頑張り」が沈静化するのでしょう。「癒しではなく鎮静」である、という仮説が、「即効」という現象と馴染みます。「頑張りを指令されて興奮化している心身の弛緩」、が二次的な癒しの効果を持つのでしょう。「夢の無い熟眠」がその証拠でしょう。精神疾患のほぼすべてに「睡眠障害」があることや、「夢の深層心理」などは、「頑張らされている心身」の、溜息・悲鳴を映し出しているのでしょう。入院患者のほぼ全員に、「視床下部の邪気」が見られるのが切ないです。そういえば、臍下丹田を主役にするもろもろの健康法はおしなべて、「単純であり、それがゆえに、重層・複雑な心身の鎮静」の達成・維持を目指しているのだ、と考えると、実相と馴染みます。

なお、臍下丹田の正確な場所が把握できない人は、そのあたりをあちこち両手でまわしてみると、よく回る場所が丹田であり、次第に丹田の探知が上手になります。

第64講　一本脚トレーニング

老人病棟を回診していたら、ボクと同年配の老人がみな、「寝たきりで・おむつ」の生活です。ボクの近い未来だなあと悲しく、せめて這ってでもトイレに行きたいなあ、と思いました。突然、スフィンクスのなぞなぞを連想しました。四本足⇩二本足⇩三本足なあに?です。杖突きの三本足の後に四つん這いがあり、最後はゼロで赤ん坊に返るのだから、0⇩4⇩2⇩3⇩4⇩0だ、じゃあ1がないなあ、と思い、歩行で片足を挙げているときが1だと思い、その時に老人は転倒するんだ、一本脚の時のバランスが大事だ、と連想しました。

余談ですが、立った姿勢での回転動作の優美さ、が患者の心身状態の観察に役立ち、しばしば、家族・医師・患者自身のいずれも気づいていない、病状の改善・悪化を察知できますので、診療技術の精緻化に寄与します。お試しください。運動に関わるいのちの、全機能の調和を診ているのです。回転は、瞬間の一本足の連鎖です。

そこで養った観察眼で眺めると、歩行時に片足立ちになった、僅かな瞬間にも、同様の不調和を見て取れます。一本脚なので、バランスの悪さが際立ちます。これを鍛えるトレーニングが、2⇩3⇩4⇩0の進行を遅延させるはずです。その目論見で、幾つかのトレーニングを考案しました。

片脚立ち　単純ですがこれが基本です。安全のための備えとして、椅子の背などを近くに置きましょう（図12）。少し上達したら、目を閉じて行います。これが数秒間行えるまでは、次からのトレーニングは危険です。また、どのトレーニングも、「慣れたら閉眼」に挑戦しましょう。

四方蹴り　空手のトレーニングです。前後・左右を蹴ります。むろん本格的な空手の鍛錬とは違い、僅かな動きから始めましょう。慣れたら、突きの動作も加えてください。

羽ばたき　片脚で、丹頂鶴の

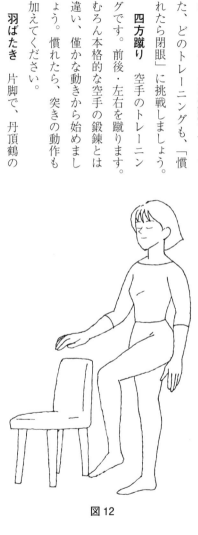

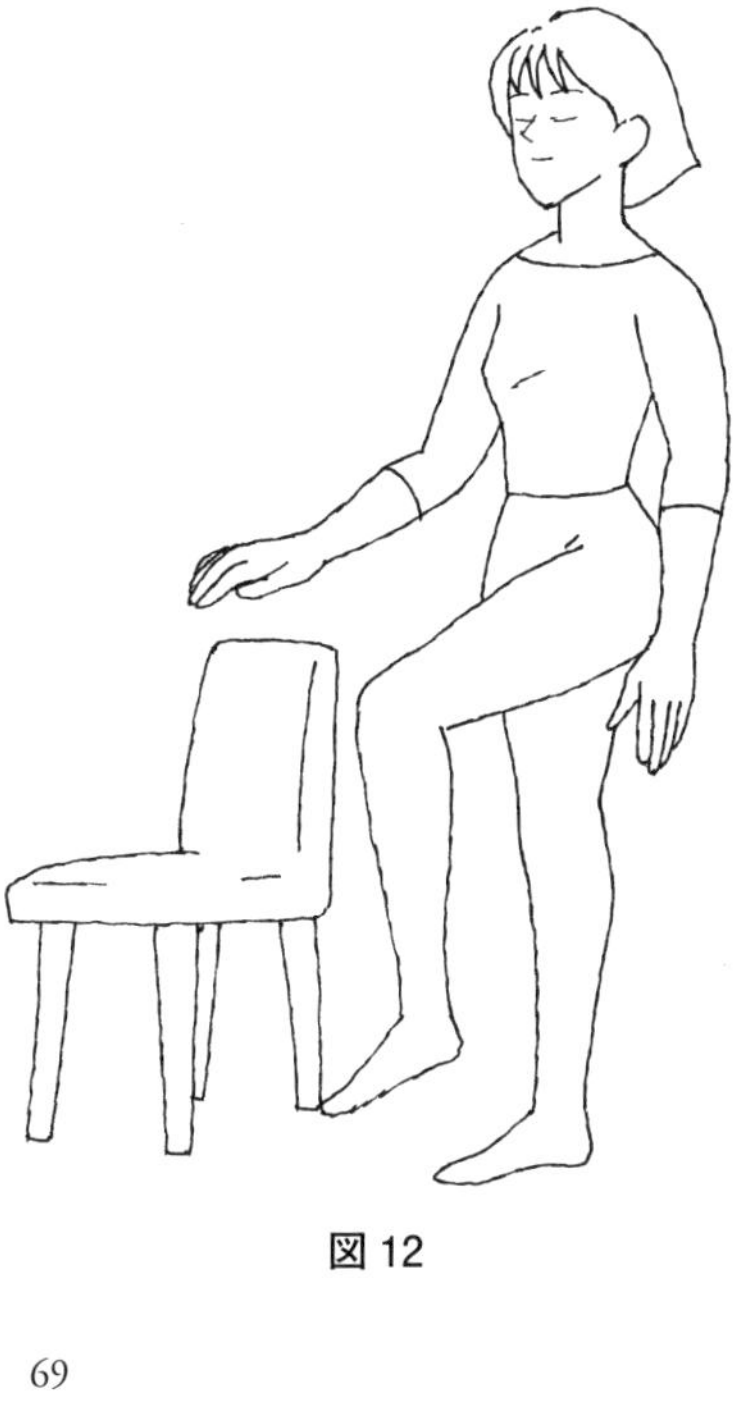

図12

気分で羽ばたきます。慣れたら、左右を互い違いに前後に出す、捻じりの動きにも挑戦しましょう。

屈伸　片脚の姿勢での屈伸は、転倒しやすい、危険なトレーニングですから、用心してください。柱に片手を添えておこなうと安全です。

片脚ケンケン　これも老人には、危険なトレーニングです。

下半身の強化のためには、スクワットや階段を二段ずつ上がる、などがありますが、老人の健康法としては、片脚立ちでのバランス訓練、の方が良いと思います。筋トレよりも脳トレのほうが有益だからです。しかも、片脚でのバランス能力が改善すると、動作が機敏になるので、すべての運動・活動への意欲がでてくるようです。

これも余談ですが、老人の下半身の弱りは、東洋医学で「腎虚」と呼ばれる状態によるものが多く、トレーニングだけではどうにもならないことがあります。漢方の「六味丸」「八味地黄丸」「牛車腎気丸」などが著効します。どれも副作用がありますから、保険で処方できるエキス剤なら、漢方に詳しい医師に相談するか、自費になりますが、漢方専門薬局に相談してみてください。いろいろな心身活動が「若返った」、という効果が得られ、「回春」と言いたくなります。西洋薬では得られない効果です。

第65講　口腔周辺を養生する

もうずいぶん前から、「80・20」運動というスローガンが言われています。八十歳で二十本の歯を保持しよう、との掛け声です。ボクは八十五歳で二十四本の歯があります。「健康」に縁のなかったボクの、唯一の自慢です。ただし、定期的に歯科で診てもらう、という生活習慣のたものです。毎月の口腔内点検をしてもらっている歯科医院が、年に二回、「口腔機能診断」をしてくれます。七つの項目について、加齢による機能低下を診断し、養生の助言をしてくれます。いつもの癖で、それぞれの助言を、自己流に工夫して行っているので、それを紹介します。若い人にも役立ちましょう。

①口腔内清掃　「歯間」と「舌苔」とが細菌の温床です。老人の肺炎の起炎菌になります。歯間は日常の歯磨きと、うがいが対策です。「歯間ブラシ」なるものが種々ありますので、自分に合うものを見つけましょう。舌苔の清掃については、専用の道具が通販に出ていますし、歯ブラシでも充分です。ボクは前歯がしっかりしているので、舌を思いっきり突出させて、上歯で舌苔

を掻きとるようにしました。道具が自前ですから、力の加減を「ちょうど気持ちいい」力加減で使うことができ、舌の表面を傷つけません。特記すべき余得があります。舌の全面を清掃するには、力一杯突出せねばなりませんが、この動作は、喉の周辺の筋肉群の強化運動になります。嚥下が着実になったと実感できます。

②唾液　唾液は消化のためだけでなく、口腔内清掃の主役でもありますから、老化による唾液の減少は重大です。「耳下腺」「舌下線」「顎下腺」、それぞれの在り処をマッサージすることで、唾液の産出を促すことが勧められています。ボクは自己流の工夫として、それぞれの線の周辺や皮下の筋肉を使って自力マッサージする、という方法を工夫しました。梅干しを目にして「おー酸っぱい」、というときの表情がヒントです。あのしかめっ面にさらに加えて、「ヒョットコ面」のように口先を尖らし、四方八方に向けるのです。していると、三つの唾液腺から唾液が絞り出されるのを自覚できます。この動作もまた、嚥下動作を力づけますが、加えて発声が繊細シャープになります。

③咬合力　これは、嚥下動作を越えて、首から上の、すべての筋力トレーニングになります。総入れ歯の人の「老いた」表情は、噛む筋力の低下に由来します。歯科の助言では、「歯ごたえのあるものを食べましょう」とありますが、色々な事情で実行困難です。ボクの工夫は、大きな「幻のゴムボール、または堅い巨大なイメージのチューインガム」を、一個口の中に入れて、そ

れをセッセと噛む運動です。「幻」ですから当然、ゴムの弾力は、口腔周辺の「拮抗筋」で代行せねばならず、両方向の筋トレになります。実行してみるとこの動作は、上半身全体の筋トレの効果も持つ、ことが体感されます。当然、呼吸運動が向上します。

④舌口唇運動　滑舌の機能です。「パ」「タ」「カ」をそれぞれ五秒ずつ繰り返すのと、早口言葉、さらに「音読」をするのが歯科衛生師の助言です。どれもとても有効で、脳トレでもあります。ボクの工夫は、口腔内に糊のような粘度の液体が詰まっているとイメージすると、「パ」「タ」「カ」が筋トレにもなるという点です。

⑤「舌」を鍛え「歯」を健康にして、よく噛む　ここが、ボクの工夫の頂点です。幼い昔から、歯茎の出血と歯槽膿漏が持病でした。それが歯科に親しむ因縁です。いろいろな歯磨き剤や、歯茎マッサージを試みてきました。今回の歯科の助言をヒントに、素晴らしい方法を考案しました。上顎・下顎の歯茎の裏表、つまり四面を、自分の舌でぐるぐるとマッサージするのです。効果は絶大です。数日行うだけで、歯磨きの際の出血が止まり、歯槽膿漏も改善します。これには思わぬ余得があります。ボクは長距離運転の時に、意識状態を維持する目的で、運転中にガムを噛んでいました。大リーガーを真似たのです。ところが、この歯茎マッサージをすると意識がシャープに、かつ広く保たれ、実物のガムは不要になります。他の助言も加え、かつ発声練習も行ったり、忙しい脳の状態にするのが、「ボンヤリ」になりやすい老人用の、「安全運転」のコツだと思

います。

⑥嚥下と呼吸　嚥下は三十秒に三回が目標になっており、「咳払い」が呼吸筋のトレーニングとして助言されています。ボクは、①～⑤までのトレーニングで、嚥下運動のトレーニングは充分であり、呼吸については別に色々な工夫をしていますが、咳払いはシャープな呼吸運動として優れていると思います。老人の死因となりやすい、誤嚥性肺炎の予防にもなりましょう。

ともあれ、毎日のように運転をしていますので、トレーニングの時間には恵まれており、しかも運転に資する面もあり、何よりも、「道具不要」の点が好みに合っています。

第66講　イメージ活用のコツ

最近、膝関節の故障に悩む人が増えて、サポーターやサプリメントの、コマーシャルが盛んです。高齢化のせいだけではないと思います。現代人の生活習慣のせいだと思います。今でも、田舎の老人は、膝のしっかりした人が多いようです。舗装された地面が原因かもしれません。

コマーシャルを観ていて、「膝は蝶番。蝶番の軟骨が磨り減る」と連想しました。コマーシャルには出てきませんが、摩耗への対策として、「半月板」なるものが備わっています。実はボク自身は、「半月板損傷」を抱えていて、十八歳以降、長い間、膝の痛みに悩まされてきました。ところが、この二十年ほどは、痛みも無いし何の故障もありません。もちろん、割れてしまっている半月板はそのままでしょう。舗装された地面を歩く生活、にも変わりがありません。理由として考えられるのは、二つです。一つは歩くのが減ったこと、特に、荷物を持って歩くことは、ほとんど無くなりました。足腰の負担は減りました。いま一つは、気功や太極拳などの、もっぱら身体に注意を向ける健康法が中心となり、通常のスポーツを一切しなくなったことです。だけど、太極拳の仲間にも、膝を痛めて引退する人もいました。そこで、ボク自身の動きについて、膝の動きと力のかかり具合、を観察してみました。すると、いまのボクの膝関節は、「蝶番」の動きではないことに気がつきました。そして発見がありました。

気功でも太極拳でも、「一動全不不動」、つまり全身の骨が全員参加、の大原則があります。しなやかな動きの基盤です。膝関節を例にとると、膝を構成している、「脛骨」「腓骨」「大腿骨」「膝蓋骨」は全員参加で、しかも、それぞれの骨が動くのですから、膝関節から離れた部分も、それぞれ近接の骨と関節を作って動くわけです。そこに登場するのは、「ボールベアリング」の雰囲気です。きれいな球体ではないので不器用ですが、原理は同じです。

そこまで連想して、思い付きました。「現代人は、靴を履く習慣によって、足の骨群相互の「ボールベアリング」機能、を制限し、その結果、「足首」の動きを制限し、「脛骨」は「ボールベアリング」の動きを失い、ひざは「蝶番」になったのでしょう。ボクは病院では、終日「雪駄」を履いていますが、それは「事実としては壊れたままの膝」、の健康法になっているのでしょう。

そこまで連想して、これまでの「一動全不不動」に代えて、「すべての骨は、出来損ないのボールベアリング」を採用しました。これは著効があります。お試しください。ボクは畳に布団の生活ですが、朝起き上がるとき、これまでの「一動全不不動」に代えて、「すべての骨は、出来損ないのボールベアリング」を使うと、断然スムーズな、起き上がり動作になります。その体験が連想を展開させました。

「事実に近いイメージが有用」「イメージ自体は純粋形」の二つです。わたしたちは、何かを実行しようとするとき、まずイメージを描きます。それは、そのままでは「複雑」である現実行動から、不要な要素を取り除いた、「純粋形」です。そして、そのイメージを実際に行ってみます。「予行演習」といいます。「型稽古」はその典型です。現実から取り出したイメージの具象化です。

オリンピックの柔道で、「背負い投げ」は爽快です。柔道の華です。その練習は、「型稽古」というわけにゆきません。稽古相手に受けてもらって、繰り返し「打ち込み」稽古をしているのを見ていると、イメージを身体に（つまりは、脳に統括されている運動系に）書き込む作業です。傍にいるコーチが、足の位置や身体の回し方のタイミング、などを助言するのでしょう。

ときには、「左の脇から注意が逸れている」など、意識の配分にも助言するようです。これからはボクの空想ですが、コーチに出来るのはそこまでで、伝えているイメージは、「純粋形」です。それを受けた本人には、加えて体中の筋肉の力の入る順序や、抜ける順序や、骨の回転のタイミング、などの身体イメージの自己錬磨、があるのではないかと思います。そうあることが、上達のコツであろうと思います。すなわち、「純粋系のイメージを事実に近いイメージ活動へと育てる錬磨が有用」と言うことでしょう。コーチが教えることができるのは純粋系。それを自分の天性の心身用に精錬することがトレーニングでしょう。この連想は、臨床における、ボクらの「気づき・理論」を整理し、技法としてまとめるときの、枠組みになりそうです。「身につく」「自家薬籠中」ということばが伝えようとしている意味でしょう。

第67講　二つのフィールド

おそらく、二十歳代の中頃だと思います、例の「正・反・合」の操作を知って魅了され、遊びとして熱中しましたが、すぐに冷めました。たびたびお話しするように、ボクは幼い時から、雑多な考えが渦巻く脳でした。「正・反・合」の操作でごちゃごちゃが収まると、「寂しい」気分になるのです。対策として「合を終点とせず、即座に、それに対する反を創作する」工夫、で対処していた時期もありましたが、やはりつまらない。最後の収穫として「正・反」は「葛藤」であり、さまざまな動向を二項対立に纏め上げる、一つの「整理法」であり、「葛藤図」を作成することが、内省精神療法の目標である。と結論づけました。

それ以後は、幼い時からの馴染みの、「連想の渦巻き」に戻って、老いを迎えました。最近気がつきました。ボクの連想遊びは、自分の体感としては、「頭蓋」と言う枠の中の、箱庭やコラージュ、ただし、活発に動き回る無声映画、の雰囲気です。なにより、主体者としてのボクは、頭蓋箱の外にいて楽しんでいる、との味わいが、無声映画と同じ構図なのです。主体者は、ごちゃごちゃから発想を拾い上げて、現実社会に持ち込みます。それも箱庭療法と同型です。ボクの人生において、この連想世界は、「遊び」であるとともに「人生」であり、しばしば、現実からの逃避の活動でもありました。

老化とともに、心身機能の衰えやら終活の必要やらで、身辺が落ち着かなくなり、遊びも逃避も許されない事態、がチョコチョコ起こります。当然、「葛藤図」の作成で解決を図るのが定石であろうと思うのですが、どうも性に合いません。先に述べたように、ボクはごちゃごちゃを整理せず、チョット弄ったりしながら観察していると、思いもかけない発想が突出する悦び、を習慣にしてきました。つまり、絶え間ない自由連想の習慣がありました。遊びではない、自分の人生の現実場面でも、その習慣を続けています。

そうすると、面白い体感が生じました。「遊び」活動の時は、頭蓋内にごちゃごちゃがあり、それを、外の身体（主に上半身）にある主体、が観察している体感だったのに、現実のごちゃごちゃは、身体全体が巻き込まれ参加せざるを得ません。そしてなんと、観察者が、頭蓋内に転居するのです。苦しんだり辛かったり迷ったりするのは、身体全体であり、頭蓋内の観察者は、付かず離れずの位置を保っている体感です。これは、「解離」と名づけられるような、心理過程でしょうが、江戸時代の戯作者たちが、生活の知恵として駆使していた方策、と同じだろうと思います。「生体総体と日々の生活とを、守るための解離」です。

この気づき自体は、周知のものですが、「解離」が生み出す「余裕」、の視点は、臨床に役立つかもしれません。その余裕部分と、治療者は同盟を結ぶことによって、生体全体のごちゃごちゃを、同じ視点から眺め話題にする、ことを「解離性障害」への治療技法として、整備できるかも知れません。さらには生命の危機状況で見られる症状としての「解離」を善用する、「解離技法」と言う緊急避難法、を創作できるやも知れません。なんだか、老いの楽しみができました。

文　献

神田橋條治「『「葛藤」』についてのエッセイ：精神療法のために」（一九八八）『発想の航跡』収載　岩崎学術出版社

第68講　幻の指たち

前稿で、「二つのフィールド」、という発想をお話ししました。あの解離イメージから、早速、養生法が生まれました。前稿の後半のフィールドでは、身体全体から解離した、「頭蓋内にいる観察者」のイメージですが、その観察者に施術をさせる、アイデアです。

布団の上に仰向けに寝て、全身を脱力します。充分に脱力することが大切です。それによって、逆説的に、「どうしても緩まない」部分、が浮き出てきます。「凝り・痛み」の場所です。脱力が上手くゆくほど、凝りの部分は、ピンポイントに浮き出て感じられます。その凝りの部分を、「幻の指」で「ほぐし」をするのです。「揉んだり、押したり、捻じったり」を、「気持がいい」ように弄り回すのです。「幻の指」ですから、うんと細くなって、関節の隙間にだって入り込めます。「凝り」が緩むと、痛みが和らぎ、「気持ちがいい」です。また、次の場所を探します。姿勢を変えると、新たな凝りが出現しますから、まあ一時間ぐらいは、充分楽しめます。「幻の指」ですから、実際の腕が麻痺していても、自在に動かせますし、背中だって足裏だって、内臓にだって届きます。実はこれは初歩段階で、基礎トレーニングです。次からが、本格的世界、つまりオカルトの世界です。

幻の指を操作していたのは、頭蓋内フィールドにいる自分です。だけどボクらは、脳の癒しもしたいのです。幻の指を、脳内でも活動したいのです。そのためには、指の操作者を、頭蓋の外に配置する必要があります。頭の近くの、全身を俯瞰できる位置に、「イメージの操作者」を配置します。ボクの体験では、利き腕側の頭頂、が良いようですが、ご自分で、便利な場所を選んでください。脳の場合は、「凝り・痛み」はありませんが、初歩段階を熟練すると、脳のある部分に到達した瞬間に、実物の両腕に、「重苦しい」感触が生じたり「しかめっ面」の気分が走ったりします。病んでいる場所の「邪気」を捉えたのです。なかなかその感覚がつかめない人は、最初は「舌トントン」を活用してください。邪気を捉えたら、指先をスーッと細く、箸先ほどの柔らかな触角のイメージにすると、「邪気」の在り処を、ピンポイントで同定できます。脳の解剖図をイメージできる人は、その場所と機能とを想起できますし、邪気を辿って、神経伝達路の異常興奮、を察知できた気分になったりしますが、それは差し当たり不要です。

お勧めするのは、その「邪気」に意識を置き、「優しい・労わり」の気持ちを送り込むことです。直径一ミリほどの「渦」（左回転か右回転かは、回り易さで選びます）を送り込んだり、「ありがとう」と呟くのも害はないでしょう。以上の施術が「気持ちがいい」なら、「目がパッチリ」

して、視界が明るくなります。

熟練したら、いま飲んでいる薬をジーッと睨んで、その薬が「邪気」に作用しているかどうか、を問うのもいいでしょう。これは、初歩段階の身体の「凝り・痛み」でも行えますし、イメージ治療の訓練になります。どの場合も、「邪気」が強くなるようなら「事件」です。

「幻の指」は「幻」ですから、十本・二十本と増やせますし、慣れてくると、身体の複数の場所を、同時に扱うことだってできます。最終的には、「電話で治療」などと言う、怪しげな施術に凝ったりします。

ある感性の優れた患者さんに、「幻の指」の技術を試して貰いましたところ、二つの感想を頂きました。

①「自分がしている」よりも、「してもらっている」と思う方が「気持ちがいい」。

②沢山の指のイメージは、「千手観音様」にして頂いているみたい。

ボクも試してみて、その感想を納得できました。そして「他力本願」と連想しました。親鸞聖人は、懸命な修行の末の諦めから、「弥陀の本願」に帰依する、境地に至られたのであり、「自力・修行」の基盤あっての「他力本願」なのだ、と納得しました。多くの慢性の病者は、無意識の下で「自力・修行」の膨大な時間を経ておられるはずです。辛いことです。

最後に付け加えます。ボクの養生法では、『心身養生のコツ』に述べています「右手で左を・

左手で右を」の基本原則が一貫しています。「幻の指」の技法を行う際も、この原則に従ってくださると、明らかに効果が高いのです。実際に試してみてください。

第69講　奇跡の横隔膜呼吸法

偶然の遭遇ですが、インターネット上で、鼻腔に装着して呼吸気を制限する器具、とその効果が紹介されていました。要するに、横隔膜の筋トレによって、難治性の高血圧が著明に改善する、との臨床実験です。ボクは、永年高血圧の薬を服用していますが、急に高くなったり、低くなったり不安定で困っています。幼児期以来の自律神経失調症、のせいだと分かっていますが、漢方薬でもうまく行きません。そこで永年、呼吸法の模索を続けてきました。『心身養生のコツ』に、「バリアの呼吸法」「軟口蓋の呼吸法」「大きく小さく」などを紹介しました。それらで確かに効果はあるのですが、血圧安定の効果が一過性で持続しません。結局、自律神経の不安定が改善しないからです。期待しながら、この「呼吸制限法」を真似て、指で鼻を抓んで空気の通りを悪くして、深呼吸をしてみました、すると、血圧の乱高下がひどくなりました。「呼気・吸気」をともに制限して、「力み呼吸」になっていたからです。呼気の時だけ鼻を抓むと、確かに血圧が低下します。そういえば、あの装置は、呼気だけを制限する機構でした。しばらく続けていましたが、日常生活で「鼻抓み」は不便です。そこで、鼻抓みで呼気をしながら、身体の内部を観察してみると、通常の呼気と比べて、「横隔膜」が力強く活動している、ことが分かりました。これをヒントに、鼻抓みはせずに、横隔膜だけに注意を凝らして呼吸することにしました。ご存じのように、横隔膜は肺と腹腔との境に、丼を逆さにした形で、丼の縁が背中や肋骨にくっついています。息を吸うときは丼が大皿の形になり、吐くときは釣り鐘の形になります(図13)。その形の変化を意識しながら呼吸を繰り返すと、とても滑らかです。加えて、イメージの丼の底の中央を、上下に引っ張る気持ちにするとさらに快適です。はじめは、丼の中央を上下するイメージが難しいですが、練習を続けると、この上下の動きが大きく鮮明になり、このイメージだけで、深呼吸をできるようになります。そこまで努力してくださ

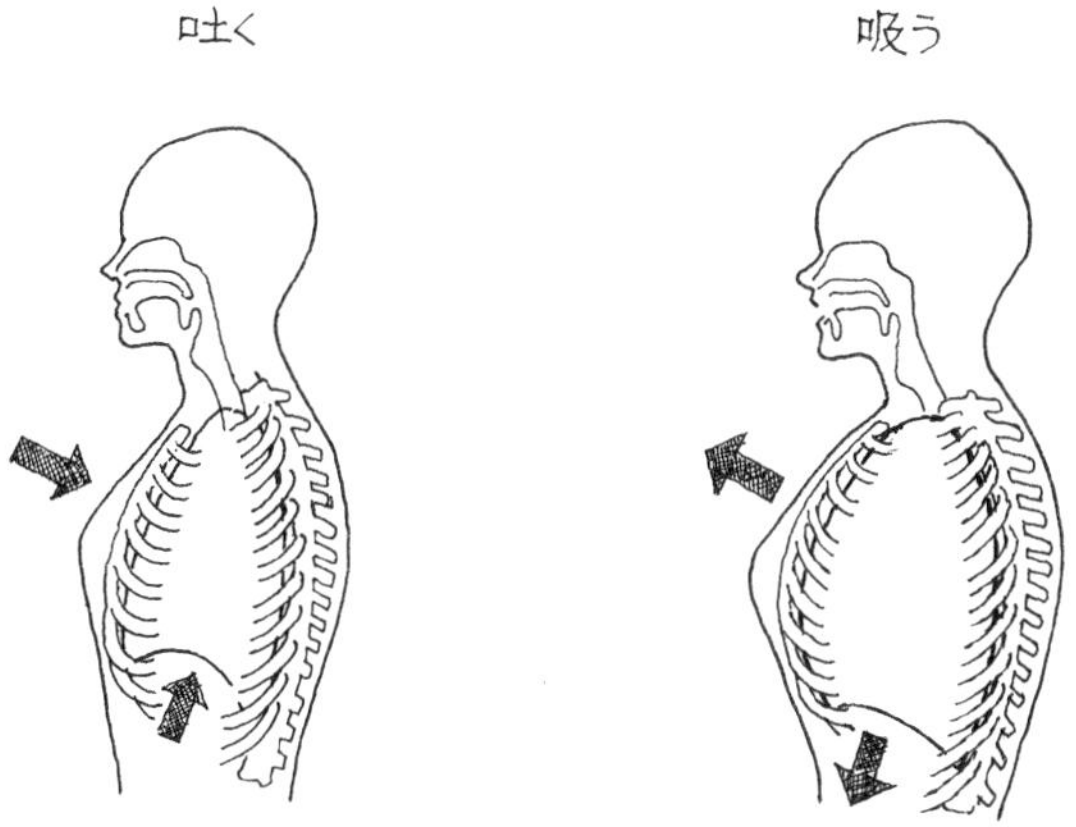

図13

い。肛門と両鎖骨と頭蓋内の蝶形骨、さらには頭頂骨が、横隔膜と一緒に同じ動きをする、とイメージすると、感覚が摑みやすいかもしれません。特記すべきは、この呼吸法は、身につくと「習性」となり、半ば無意識の日常動作となることです。当然、血圧安定効果の持続は、目を見張るものとなります。

効果は血圧に留まりません、気分が安定し、自律神経失調が軽減していることが体感されます。古来「複式呼吸」が、健康法として推奨されていた理由はこれかもしれません。さらに、横隔膜の縁の背中側は、ちょうど「命門」に付着しているので、命門が意識しやすくなり、日常動作が「命門に発す」イメージが濃くなります（『「心身養生のコツ」補講50』第15講「命門の呼吸」も参照してください）。上肢・下肢が命門から生えているとイメージすると、軽やかで力強い、「気持ちがいい」歩行になります。重いものを持ち上げたり、棒を振り回したりする動作が、命門から送り出される、「しっかり」した体感になります。逆に、命門から遠い部分はリラックスした状態が維持されます。当然、命門の高さに意識の充実があり「肝が据わる」の語源かと連想します。

精神科がお世話する病態には、自律神経の失調が必ず介在し、ある時は「因」あるときは「果」と位置づけられますが、病のプロセスの中間現象と見なして、その復調を図ることは、プロセスの経過を、好ましい方向に動かす、と期待していいでしょう。その際、「呼吸」というような生理活動へ、意識的・自発的に介入することは、安全な介入と見なして試行することができましょう。結果を確かめつつ、色々な病態に試してみようと思います。とりあえずは「外界との関係の不安」の病態に試してみたいと思います。「肝が据わる」からの思いつきです。臨床場面では「対人緊張」が「薄れる」あるいは「本人を圧倒しなくなる」ので、「ひきこもり」「不登校」の児童に教えると、即座に習得できて、効果を自覚できます。自覚的には、「自分が動揺せず、しっかりなった」気分だと語ります。これは言わば「内の守り」です。外の守りである『心身養生のコツ』の「バリア再建」を併用することで「外界への緊張」の症状への対処となります。

第70講　素人から達人へ

はじめに　なんの領域でも、人はズブの素人から出発して、学習を積み重ねて上手になります。その流れを制度化したのが、専門教育や免許制です。制度によって、専門家・免許取得者が増えて、多くの人々に利益がもたらされるようになりました。しかし、公的制度による学習では、昔の徒弟における「学び」、の重要な部分が薄くなります。「コトバにならない技術」の部分です。ですから、多くの免許取得者は、現場のベテランの傍で、見よう見まねをすることで、その脱落部分を補います。しかしそれは短期間ですから、以後は、自分の現場での試行錯誤で、「自らを育て」ねばなりません。その時、困った事情があります。「コトバにならない技術」の核心にあるのは、「感覚」です。なのに、専門教育や免許制度は、「感覚」凍結を強要したり、棚上げしたり、ともかく、「正しい知識・技術習得への邪魔・汚れ」として排除します。

　この事情の弊害が顕著に顕れているのは、さまざまな医療ミス・治療現場の迷走・停滞です。事態を正す方法として、「シェアード・デシジョン・メイキング」という工夫が盛んになるのは喜ばしいことですが、それとて、医師・患者の双方が「感覚棚上げの二人」であると、効果を挙げえません。双方それぞれが、自己の内部で、「自からの感覚との、シェアード・デシジョン・メイキング」が出来ていなくてはなりません。

多くの場合、人が患者になるのは、「心身の不快」という感覚からです。「良くなった」も感覚です。たしかに、感覚はしばしば不正確で惑うものです。それゆえ、「正しい対策」を求める専門教育では、軽視・棚上げ・曲解されます。消去する「口封じ」、としての投薬・注射や処置が、「治療」と見なされるのが現状です。発想を逆にして、「心身の不快感覚」を治療意欲の源泉とし、育成・錬磨することが望ましく、最も頼りになる治療パートナー、を育てることになります。白状するとこの結論は、ボク自身の六十年の治療者生活の、悔悟の数々に発しているのです。

感覚の精錬「素人の段階」　「感覚」の精錬は、精神症状から練習する方が分かりやすいので、ここからスタートして、達人の境地に近づくに連れて、身体症状へ進みましょう。

悩みがあるとき、「頭を抱える」と言います。①実際に、両掌を拡げて頭を抱えてみましょう。感覚精錬のためには、軽ーく触れている程度、がシャープになります。頭が苦しい時に、数秒抱えたら、片方の掌を離してみて、確かに掌が頭を「楽にしている」、を感じましょう。頭が苦しくないときには、「離した方が楽」と感じます。この感覚訓練が第一歩で、以後のすべての技術の基盤ですから、しっかりと感覚を摑んでください。掌の位置をずらしてみると、場所によって「気持ちがいい」に差があることを「感覚」できたら、①は卒業です。②『心身養生のコツ』にある、「右手で左を・左手で右を」を自分の頭で確認して、交差した方が「気持ちがいい」ことを確かめてください。ここまでで、「感覚」が幾分か精錬されたはずです。③交差した両手の指先を拡げて、頭の表面をあちこち触れていると、「スーッとして視界が明るくなる」瞬間があります。「気持ちがいい」です。十本の指のどれかが「ツボ」を捉えているのです。この段階でも、日常の養生法としては、充分に役立ちます。③次は、十本の指のどれが「ツボ」を捉えているかを確かめます。「気持ちがいい」状態を意識しながら、一本づつ指を離してゆきます。離しても気持ちの変化がないなら、その指は無用です。離した瞬間に「気持ちが悪い」となり、戻すと「気持ちがいい」が復活するなら、その指が「ツボ」を捉えているのです。通常は一本です。「当たり」の一本だけを残し、それを「ツボ」の中で、一ミリぐらいずらしたり、角度を変えたりして、「ジャスト・ミート」、の位置を定めます。定まったら「ネジを押し込む回転と抜く回転」の、「気持ちがいい」方を行います。通常は、数秒で指が止まりますから。①に戻って再出発です。これを数回繰り返して、充分に「感覚」がシャープになったら、④『心身養生のコツ』にある、「円盤の気功」を縦からと横からずらしてセンサーとして使うと、二枚の円盤が止まった交差点の頭皮に、「ツボ」がありますから、そのあたりを一本の指で探ると、手早い作業となります。⑤この段階になると、必要十分な「感覚」が体得されていますから、次の「指からの気の鍼」と「ツボからの気の鍼」に進みます。実は、両手のすべての指から「指からの気の鍼」は放射されているのですが、なかでも、薬指の小指寄りの先端からは、際立って強力な「気の鍼」が放射されています。「感覚」の精錬段階に到達した人は、左右の薬指の先端から放射されている鍼同士を、剣を撃ちあわせるようにぶつけ合い、擦り合うことで、「気の鍼」の実在を確認できます（図14）。出来ない方は、①に戻って、復習してください。感覚がないままで次に進んでも役に立ちません。「気の鍼」を感じ取れるようになったら、「ツボからの気の鍼」も、薬指からの気の鍼と「撃ち合わせ擦り合わせる」ことで、実在を確認できます。

以上の「気の鍼」の確認・把握と、これからお話しする「気の鍼」での治療については、『神田橋條治が教える　心身養生のための経絡ツボ療法』（創元社）に詳しく書いていますので、参照してください。「頭のツボ」に置いた指の角度を、いろいろに変えての「ジャスト・ミート」の実体は、「ツボからの気の鍼」に、「指からの気

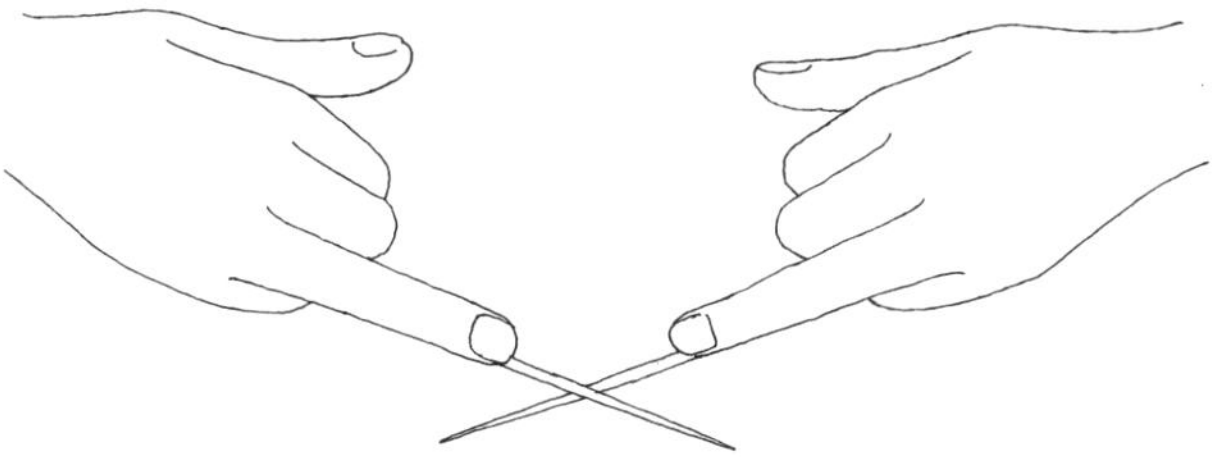

図14

の鍼」を重ねる、操作をしているのです。ちなみに、鍼灸師は、「指からの気の鍼」でなく、「金属鍼」を、同じように操作して、さらに強力な施術をしているのです。頭皮への、指による「ツボ療法」は、粗雑版なのです。効果が薄い分、副作用もありません。また、頭皮の「ツボ」も、経絡の一部ですから、決して脳だけの施術というわけではない、ことを、心に留めておいてください。感覚がシャープになった方は、頭皮だけの「ツボ療法」の段階でも、身体や感覚器官の、あちこちに「気持ちがいい」感覚が生じている、ことに気づくはずです。

感覚の精錬「施術者の段階」　では、いよいよ専門家の段階です。「円盤による探索」ができ、「薬指からの気の鍼」「ツボからの気の鍼」が身についている人の段階です。ただし面白いことに、「円盤による探索」をすると、それまで自覚していた、「痛み・だるさ・強張り」などの不快の場所が移動したり、明確になったり、新たに出現したりなどの、訴えの明確化が起ることがあります。これも患者側の「感覚の精錬」であり、当然、「シェアード・デシジョン・メーキング」を、確かで有用なものにします。同盟のための基盤、が定まったのです。①標的となる、「苦痛の在所と味わい」を把握できたら、そこへ「気」を送り込みます。注意を集中するのです。そうすると、標的とは随分離れたところに、「邪気」すなわち「ツボ」が浮き出てきます。苦訴としての標的は「邪気」を発していますが、「気の鍼」を発してはいない、ことを、「薬指からの気の鍼」

を使っての「ぶつけ合い」ができないことで、「ツボ」とは全く異質であることを確認します（「円盤による探索」では、両者の識別はできません）。標的への注意の集中を維持したまま、「薬指からの気の鍼」を操って、「剣の撃ち合わせ」をすることで、離れたところの「ツボからの気の鍼」を確認できます。「ツボからの気の鍼」に的中した瞬間に、こちらの薬指が爽やかになり、同時に、標的の邪気の濃さが減るなら「当たり」です。②「円盤による探索」を使わなくても、漢方の名医が言われる「ボンヤリ・しっかり診る」心得や、武道の「満遍なく漂う注意」、フロイトの「平等に漂う注意」の状態でいると、向こうから、「苦痛」の場所が訴えるが如く迫ってくるので、そこへ「援助の気分を込めて」「気」を送ると、向こうの身体のどこからか、「ツボと経絡」が浮き出てきますので、薬指からの「気の鍼」の「ぶつけ合い」で把握できます。通常は、「苦痛の邪気」とは、うんと離れた場所です。薬指からの「気の鍼」を重ね合わせるのができると理想的ですが、なかなか困難ですから、「ツボからの気の鍼」を、「右の体は左手の指で、左の体は右の指で」、ネジ釘を押し込む回転か、抜く回転かをしてください。この段階にまで「感覚」が精錬されると、どちらの回しを「ツボ」が好むか、をチョット試すだけで、判断できます。どちらへも回らなくなったら終了です。標的の「邪気」が薄れても消失していなければ、再度「ツボ探し」です。この上達段階になると、電話でも施術ができる・できた気分になり、達人の境地かと嬉しくなったりしますが、まあ、ほどほどで止めて濫用しないのがプロでしょう。

第71講　捻じりの筋トレ

多くの男性の趣味の一つは、ボディビルです。競技会もあり、ムキムキ・マンたちが、ギリシャ彫刻のような筋肉美を誇示しています。ところが、その人たちがスポーツの世界に進出することは珍しいようです。稀に、力仕事であるレスリングや重量挙げに進出しても、さしたる成果を挙げえません。オリンピックを機会に、競技者の筋肉とボディビルダーのそれとを比較してみると、柔らかさと硬さ、加えて筋肉相互間の連帯が、異質です。競技者は、常に全身一体で動いているのに、ボディビルダーの動きは、鉄人28号に似ています。近年、女性のボディビルダーも登場し、羚羊のような肢体を見せてくれますが、少し動いただけで、羚羊のしなやかさが皆無である、ことにガッカリです。極言すると、ギクシャクです。その原因はおそらく、動きを指揮する脳機能、の参加数の少なさと、微小筋肉の参与の有無でしょう。この二つは同じ事柄です。個々の巨大な筋肉と無数の微小筋肉とは、個々それぞれの脳機能で統合指揮されていますから、参与する脳機能数の差は歴然です。筋トレの現場では、目的の筋肉以外は動きに参加できないように、姿勢を固定してのトレーニングさえあります。「おやおや」です。ボクは逆に、第80講「微小筋肉を鍛える」すなわち、沢山の脳機能を参加させる筋トレ、を発想してみました。

四肢それぞれと軀幹を、力を込めて逆方向に捻じる運動です。入門段階ではひとつずつ行いますから、バラバラにイメージできると便利です。『心身養生のコツ』の「ストレッチポール」を作って持っておられるなら、その上に寝ると、四肢・軀幹をバラバラに意識しやすいです。もちろん、無くても構いません。まず利き腕で練習しましょう（図15）。伸ばした片手の手首から先と肩とを逆方向に回転させま

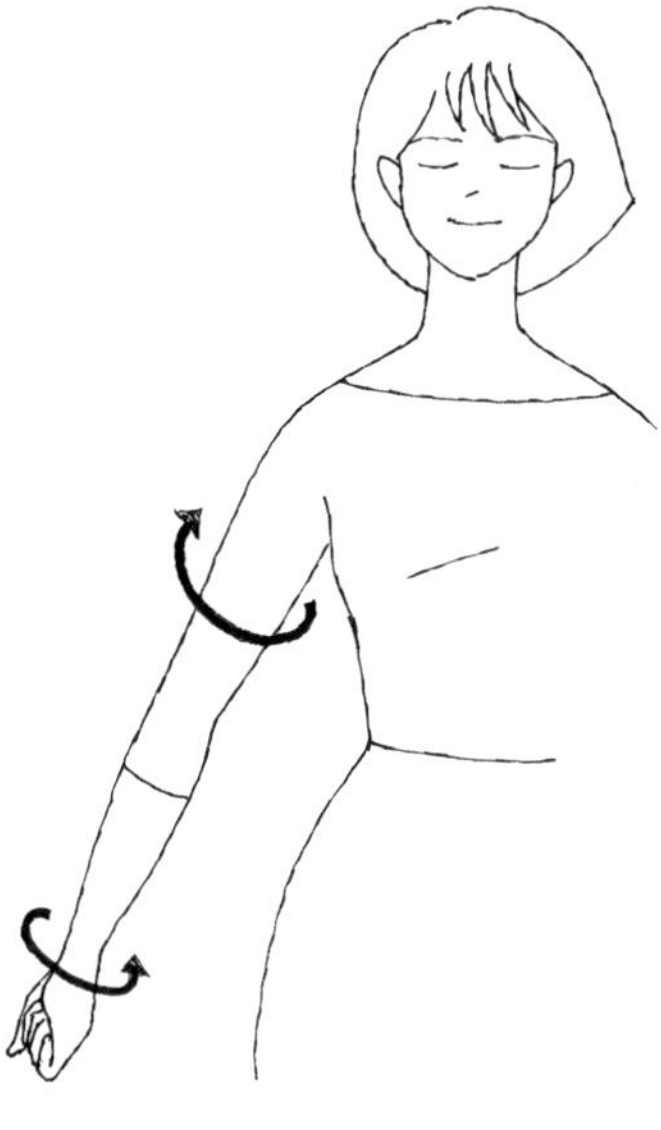

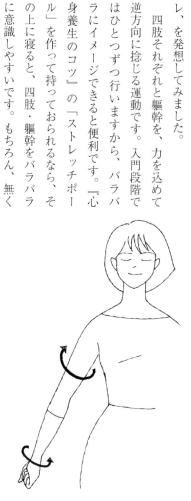

図15

す。捻じりです。「舌トントン」でモニターしながら、力一杯捻じります。逆方向にも捻じります。一回やって、両腕をブラブラさせ、左右を比較すると、施術した腕の方が中身が詰まった充実した感触になっています。同じ施術を四肢すべてで行い、慣れたら、四肢を同時に、しかもそれぞれが同調せず、テンデバラバラに行いましょう。次に軀幹です。「ストレッチポール」の上では、感覚が掴みやすいです。仙骨と頭蓋骨を反対方向に捻じるのです。二方向の捻じりが終わったら、バタフライ泳法の背骨の動きをします。常に「舌トントン」でのモニターを続けてください。「気持ちがいい」「安全第一」です。以上で入門段階終了です。

次は、①四肢と軀幹の動きを、同時にバラバラに行う。②さまざまな深部筋、ことに、頭部・顔面筋群、頸部筋群、手足の指の筋肉群、仙骨から頭蓋骨までの椎骨の個々を、バラバラに捻じりながら動かす、に挑戦します。これは、アテトーゼなどの神経疾患の不随意運動を真似る、練達の神経科医の特技を、目指す練習です。

手技としてはこれで完了ですが、予想外の副産物がありました。それは、自分の心身の細部に意識が配られる、盲点が無い、盲点に気づきやすい、「不快な状態にある部分」を的確に認知できる、といういのちの姿勢が保たれることです。神経質というよりも、「平常心」と呼べる、精神分析の世界で「満遍なく漂う注意」と呼ばれる状態、が保たれていることです。しかもその心身状態の外側に、「意志」としての自分が在る、ような感触です。ここから、第二の副産物が、技法として生まれました。

一九八四年、ボクは大学を去るにあたって、初めての著書『精神科診断面接のコツ』を出版しました。その中の重要な技法として、「離魂融合」を紹介しました。「患者の身になる」の技法化です。今回の第二の副産物は、この技法の精錬です。現時点の心身の状態を、不快な部分までも、隅々まで感知できる、「平常心」状態の「自分の心身」を道具として用い、外側にいる「自分の意志」が、目前の患者や電話や写真で送られてくる、人物・動物の心身に「融合」させる技法です。この手続きにより、対象である生体・心身の、本人すら気づいていない、深い部分の「不快」を察知でき、診断の精度が、格段に的確・精緻化するのです。すべての人がその段階まで、到達可能かどうか訝しいですが、興味を持たれたら、チャレンジしてみてください。

第72講「ナンバ歩き」完成

ボクは永年、「ナンバ歩き」の探求にこだわってきました。きっかけは、武道への憧れです。虚弱でスポーツ音痴の、成育史からの夢想でした。そこから、身体の使い方への関心が生まれました。ヒトは、他の動物とほぼ同じ骨格のままで、二足歩行に進化しましたから、種々の無理があり、それなりの工夫も、必要だったはずです。その究極の完成形が、「ナンバ歩き」であると直感しました。自分の身体のあちこちの不具合、の養生が喫緊のニーズでした。ボクの「養生のコツ」シリーズは、一九九九年の初版から一貫して、骨格の矯正、に重点を置いています。その流れは究極のところ、日常歩行での「ナンバ歩き」に収束するのです。『心身養生のコツ』の「歩く」、『「心身養生のコツ」補講50』の第7講「身体を割ってフレイルに対処」第20講「すべての骨を支配する」第22講「ナンバ歩き再考」などは、その時点における研究の、到達点を紹介しています。そしておそらく、「究極の完成形」に到達しました。お読みくださる方は、これまでの模索の流れを、段階的に追ってくださると、理解が正確になりましょう。

「ナンバ歩き再考」に追加・訂正する形でお話ししますので、『「心身養生のコツ」補講50』の109ページを開いてください。「右足から踏み出す歩行、の動作をイメージして解説します」。説明が手抜きで分かりにくかった点や、ボクの認識が誤っていた部分、が多々ありますので、お詫びしながら訂正してゆきます。自分と同じ方向を向いて直立している骨格標本、を真上から見下した状況、をイメージしてお読みください。「ナンバ歩き再考」と同じことを、今回は、上から下へ描写してみます。今回は説明をちょっと変えて、「ナンバ歩き」の最大の特徴の一つである、「天秤棒が揺れない」「腰に差した刀がぶれない」を目指します。この究極は、「能」の所作です。これらの「結果」を目指して、説明します。動きが完成した時点では、細かな回転は無意識となり、意識するのは「蝶形骨」の回転と、「結果」の動きだけだからです。但し説明は『補講50』と大部分が同じです。今回も、「背骨総体が左回転をする場合」すなわち、「右足から踏み出す歩行」を想定して説明します。文章だけでは、なかなかイメージが描けないでしょうから、図を示します（図16）。薄墨で示しているのは、頭蓋内の「蝶形骨」と、それに同調して同じ回転をする骨たちです。白地の骨は、「逆回転」をする骨たちです。

動きの発端者は「蝶形骨」です。「右足から踏み出す歩行」では、脊柱総体は「左回転」です。それを統括する「蝶形骨」は上から見て、「右回転」で全体を始動します。『補講50』の第22講「ナンバ歩き再考」も同じように「右足から踏み出す歩行」について書いており、「歯車の原理」

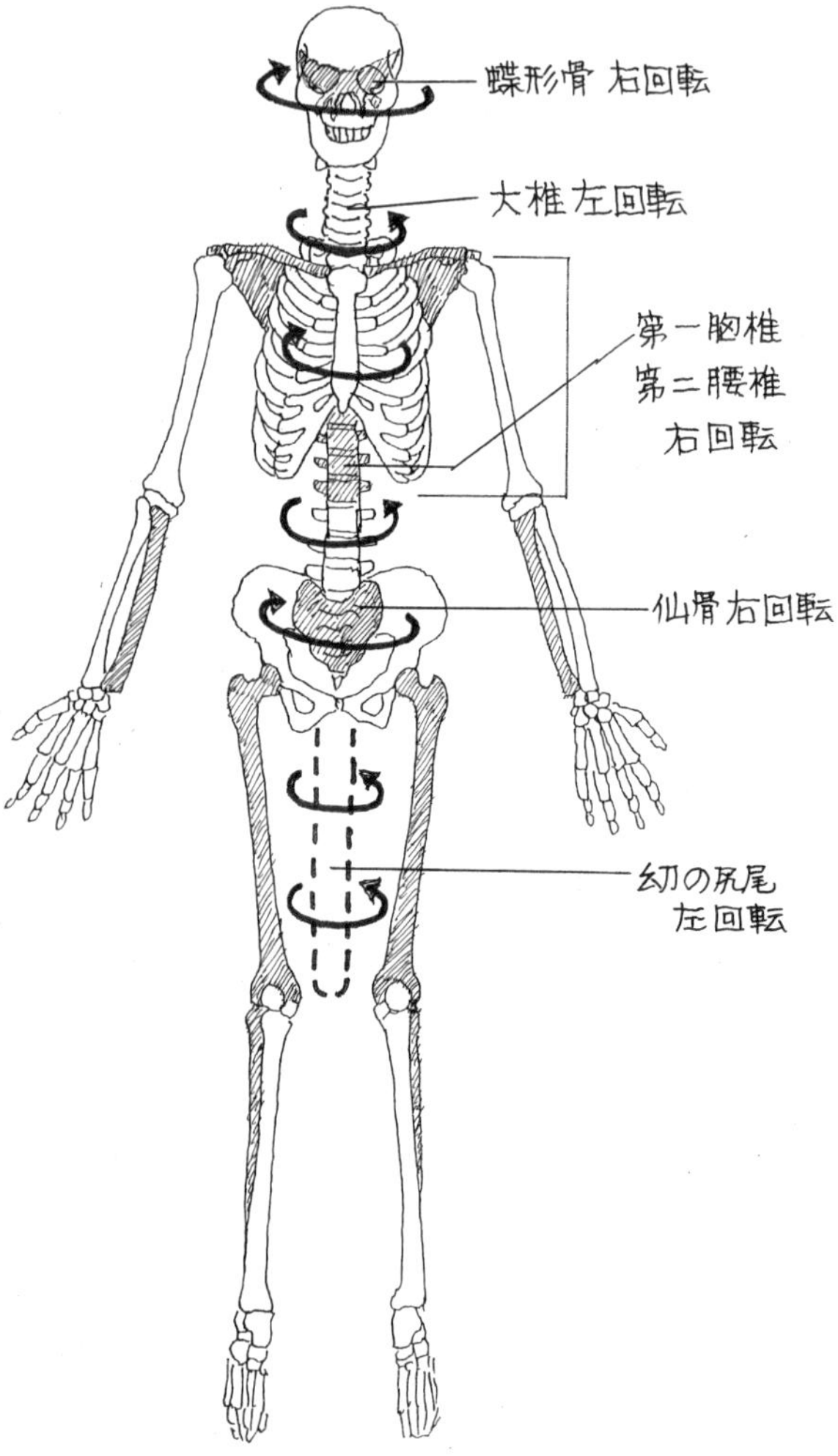
蝶形骨 右回転
大椎 左回転
第一胸椎
第二腰椎
右回転
仙骨 右回転
幻の尻尾
左回転

図 16

で説明しているのですが、ところどころに誤りがあり、何より、説明が煩雑でしたから、分かりやすく書き改めます。図16をご覧ください。右回転で始動する「蝶形骨」と同じ回転をする骨を薄墨で表し、逆の左回転で始まる骨を白地で示しています。

まず脊柱については、「蝶形骨」とおなじ右回転で始動する骨は、上から「第一胸椎〜第二腰椎」「仙骨」です。逆の左回転は「頭頂骨」「環椎〜大椎」「第三腰椎〜第五腰椎」「尾骨〜幻の尻尾」です、交互の逆回転で「しなやかで、しかも強靭な脊柱」が出来上がります。

両肩甲骨は左回転をする胸骨と逆の右回転をすることで、両寛骨は右回転をする仙骨と逆の左回転をすることで、脊柱の回転からやや遊離・独立した、「正面向き」のあり様を保ちます。それが「腰の刀の安定」「天秤棒の安定」をもたらし、究極には「能」の静かな動きを作ります。

四肢に移ります（図17）。左右の骨で「蝶形骨」と同じ右回転をするのは、上半身では「鎖骨」「尺骨」です。下半身では、「仙骨」「大腿骨」「腓骨」です。

「手」と「足」は構造が複雑なので、細かく述べるのは煩雑ですが、幸い、手首から先の手は、自在性の極致ですから、骨群の個々の動きも、みなさんの日常の動きが正しい動きです。要点としては一つだけ、「小指」は左回転となり、「手の内を絞める」動きの主役になります。ちなみに、力士の「突っ張り」では、小指の左回転が必須です。

足首から先の「足」も構造は手と大同小異ですが、自在性はありません。左回転の「脛骨」が

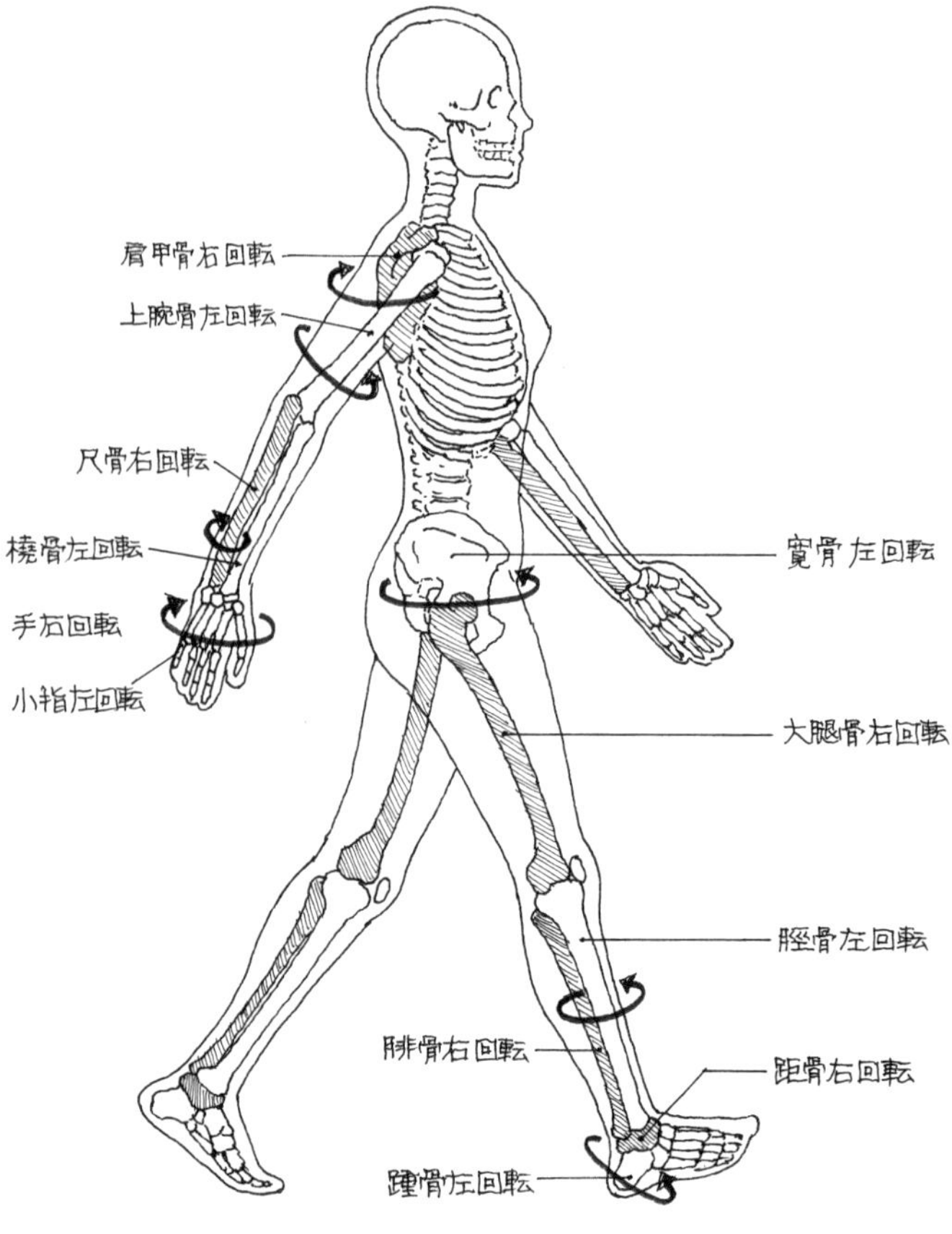
肩甲骨右回転
上腕骨左回転
尺骨右回転
橈骨左回転
手右回転
小指左回転
寛骨左回転
大腿骨右回転
脛骨左回転
腓骨右回転
距骨右回転
踵骨左回転

図 17

力を担当します。『補講50』の第22講「ナンバ歩き再考」の記述は、あちこちに誤りがあります。「脛骨が左回転」までは良いのですが、「距骨はボールベアリングの作用」という記述は誤りです。「距骨」は「脛骨」の直下にあり、「大腿骨」と同じ右回転することで、その直下にある「踵骨」に「脛骨」と同じ左回転の動きを伝えます。ただし、今は右足を宙に踏み出す動作ですから、さしたる働きはありません。

ここで、体重が懸る側、すなわち左半身に注意を移しましょう。まず「左大腿骨」が右回転することは、大腿骨の上部の形状のせいで、下肢を内側に締めて（大腿骨を脊柱の真下に引き寄せて）体重の保持を容易にします。当然、「脛骨」左回転となり、直下の「距骨」を右回転しますので、その下の足最大の骨である「踵骨」が左回転になるとともに、他の多数の骨群が連鎖反応して、足全体が扇形になります。掌を拡げた形の足版です。足底の面積が広がります（足底全体で地球を摑む動きがそれと拮抗することで、足底の握る力が増します）。前に振り出している右脚は、その準備をします「小指から着地」の準備です。田村正和が侍姿で魅せた裾捌きの動きです。この動きは女性の「内股」の場合も本質として同じであり、足先を曲げているだけです。体重の懸かる左側では、大地を摑んだ状態になり、柔らかな足と足首の上に全身が乗っている、軟構造になります。全身の動きに、足首から下が、自在に対応できます。これで、「ナンバ歩き」の完成です。

ちなみに、この動きを完全にマスターすると、『補講50』第7講の「U字相対」は間違いであり、後ろへ蹴り出す際に、僅かではあるが、地球を摑んでいる全ての指先へ体重が移行し「O字」になることに気がつきます。当然「頭頂」の「Uの字」も「Oの字」となり、それが何となく、前頭葉を賦活する気がします。

これまでお話しした無数の骨たちの連動は、とても意識しきれないと思われそうですが、実行していると、次第に無意識の動きになり、最終的には、「蝶形骨」と「距骨」の協調の動きを意識して動き、時々、他の骨が協調しているかを、動きながら点検するだけになります。さらにその段階になると、「蝶形骨」は左右に回転するだけでなく、「大腿骨」を挙げる動作を導くように、斜め上方へ振り上げる動きを伴うようにすることができ、「大腿骨」が軽やかに挙がるようになります。加えて、脊柱全体が、左右の回転だけでなく、蛇のくねるのと同質の動きを行う（意識することなしに）ようになります。「練達」の境地です。第57講「足を手のように」と第64講「一本脚トレーニング」は本講の基礎訓練でもあります。欲ばりの方は、「脳の中の小人」を援用し「小人の頭蓋内の蝶形骨」がすべての動きを統括する境地をためしてください。快感の極致ですよ。

ナンバ歩きが最も威力を発揮するのは、「競歩」であろうと思います。『補講50』の第20講「すべての骨を支配する」、を合わせてお読みください。但し、わたくしたちの健康法としては、『心身養生のコツ』の「その場ジョギング」なかでも「マリオネット・ジョギング」がお勧めです。完成した「ナンバ歩き」で行うと、素晴らしい動きとなり、ほとんど「陶酔境」です。テレビの前でできますから、本物の「ジョギング」より日常的でしょう。次講もご覧ください。

第73講　マリオネット・ジョギング発展

超高齢化社会となり、フレイル（衰え）とそれへの対策が注目されています。多彩な老人病の準備状態だからです。対策の焦点となるのは、サルコペニア（筋肉の衰え）からの脱却、すなわち筋トレです。筋トレの方法や健康器具やトレーニングジムの報道が花盛りです。一言で言うと「運動の勧め」です。だけど、多くの老人は、チョット手を出してみても永続きしません。我が家にも使われなくなった、幾つもの健康器具が眠っています。思えば「動物」にとって動くことは日常生活の一部であるはずです。場所・時間を決めて行う「トレーニング」は「不」自然です。日常生活に組み込まれた「運動」なら、永続きするでしょう。「階段の上り下りを早足でする」などはその要件を満たしています。呼吸・循環系の鍛錬も含みます。しかし短時間で終わるのと、下りでは事故の危険があります。そこでボクは、『心身養生のコツ』にちょっと紹介している、「マリオネット・ジョギング」を使うことにしました。マリオネット・ジョギングは、「養生のコツ三部作」のあちこちに紹介している「緩める・全動・満遍なく意識し感知」の方法を全てて含んでいます。少し実行してのち「養生のコツ三部作」をめくってくださると、色々な方法を取り込めることに気づかれましょう。それらに「筋トレ・呼吸・循環系」を取り込み、かつ「いつでも好きなだけ」行える工夫にしたのです。

『心身養生のコツ』の中に、注として「頭蓋骨の位置をやや低めに保ち、それを空中に固定した状態で、……下半身の全筋肉と脊柱周辺の筋トレになります」と書いているのを、もっと強烈に行うだけです。最近流行りの「スクワット」のレベルにまで腰を落とすことを目指すだけです。うんと熟練すると、特に若い人では第23講「股割・四股・鉄砲・摺り足」を組み込むこともできます。何より優れているのは第80講「微小筋肉を鍛える」が組み込めることです。

強烈なトレーニングですから、幾つかの注意点があります。

①身体の全ての筋肉・骨が全員で動きに参加するのがマリオネット・ジョギングの要諦です。そのために、全てが緩み、「骨バラバラ」で行うのです。この体癖の状態が出来ていない人が「鍛える」を入れると、どこかの関節の故障が必発です。まず、『心身養生のコツ』のマリオネット・ジョギングを習得してください。さらに、頭蓋の高さを挙げたり下ろしたりして、筋トレしましょう。

②頭蓋骨を下ろしたときは、大腿骨を水平、またはそれ以下に腰を下ろしますから、膝の動きは足の中心線を外れることがないように特に気を付けます。膝を捻じったら膝を壊し、歩けなくなります。コルセットへの道です。プロの運動選手の晩年は関節ガタガタです。

③マリオネット・ジョギングの時もそうですが、テレビを観ながら行い、つまり頭蓋骨を正面向きにして（熟練したら、正面を向いたままで、頭蓋を構成している骨群も僅かに動かせます）第一頸椎以下を回転したり自在に動かします。「ブラブラ」です。テレビを観ることでトレーニングを日常生活時間に組み込めます。

④以上が完璧に行えると、下半身の筋トレも完成です。単純なスクワットと最も異質な点は、微小筋肉の筋トレが含まれていることです。欲を出して、上半身の筋トレも組み込みたいですが、全身が緩むというマリオネット・ジョギングの基本が台無しになる危険があります。ですから、①②③が完成した人だけが、『「心身養生のコツ」補講50』の「重力を筋力で」を数秒間導入して、上半身の筋トレを入れると、有用であり、かつ飽きがきません。軽い重力、例えば水を満たしたペットボトルは充分に上達した人にはお勧めです。

⑤呼吸が深くなり、脈拍が多くなるなら、循環系の負荷、鍛錬になっています。すでに心臓の病気を抱えている人は、脈が増えない程度を守りましょう。あらかじめトレッドミルでの心電図検査をしておくのが安全です。

⑥トレーニングの開始時と終了時には、忘れずにマリオネット・ジョギングを数十秒行います。その時「目がパッチリ」の感触が起るなら。健康法成功です。そうでないときは各動作を再点検しましょう。

第三部　意識する

第74講「実感」の構造

水泳はすべての運動系を総動員しますから、最高の健康体操だと考え、「畳の上の水練」でもそれなりの効果があろうと、健康体操として、『心身養生のコツ』に紹介しました。しかし「筋トレ」の効果が物足りないので、最近流行の「ボルダリング」なら、すべての筋肉ことに「深部筋」を鍛えることになるだろうと思いつき、「布団の上でのボルダリング」を試みました。がうも、それらしい筋肉運動のイメージが作れません。ふと思いついて、二階に上がる階段を二段ずつ這い上がる、その際に手の届く高さの上部の踏み板を手で摑んでボルダリングのつもりになると、なかなか具合がいいのです。這い上がり・這い下がりを繰り返すと、「かのような」いい雰囲気になります。

ところが、予想外の展開がありました。階段を使っての「かのような」ボルダリングをしたら、「布団の上でのボルダリング」の筋肉と骨格の動きのイメージが確かになったのです。「畳の上の水練」と同じ程度の実感で行えます。それだけでなく、テレビでボルダリングのシーンを見ていても、いままでにない、自分の体内で同調する動き、のような感覚が流れます。そこから連想しました。水泳は幼いころから体験していますから、体感イメージが出来上がっています。「体感記憶」と呼んでもいいでしょう。「畳の上の水練」では、その体感記憶が活用されて、「実感」となるのでしょう。人が「実感」をもって何かを見・聞きするときは、体感記憶を感触の手掛かりとするのでしょう。そうであるなら、体感記憶の濃さと多様さが、「実感」の濃さを決めるでしょう。ボルダリングの実体験のある人は、ボクよりも濃い「実感」で、テレビ画面を見るでしょうし、コーチをする人は、体験の多種多様性があるので、さらに細やかに、「実感」を持てるのでしょう。「体験してみなきゃ分からんよ」を言い換えて、「体験の濃さ次第だよ」が正確でしょう。

「実感」の濃度は、体感記憶の豊かさによって定まる、という原則が敷衍可能ならば、パックツアーでの外国体験も、それなりの価値がありましょうし。滞在体験は、より一層の濃い「実感」の基盤となりましょう。

さらに連想すると、「体験」の質と量は人さまざまであり、互いに比較するための、物差しはありません。ボクが行ったように、個人の中での、「水泳の実感」と「ボルダリングの実感」とを比較できるだけです。ですから、総体としての「体感記憶」の貧しい人は、自分の「実感」の「薄さ」、を感知するすべがありません。今日の青少年は、総じて、「体験」の質・量の「薄い」、成育史を内蔵しています。農業学習で、畑の大根を引き抜いて驚喜する幼稚園児を見ると、その子たちの体験記憶の貧しさを哀れに思いますが、その子たちが、「おんぶ・抱っこ」や「甘え」や「ひもじさ」「兄弟喧嘩」「ジジババ、近所の人との関わり」などの体験記憶が貧しく、そのせいで、後の人生での対人関係の「実感」が浅くて薄いのではないか、と危惧します。さらには、いま流行のコミックの過激な描画は、ボクらにはどぎつくて辟易ですが、それは、体験記憶がフラッシュバックすることによる「実感」の過剰であり、体験の貧しい子どもたちには、過激な描写が「ほどほどの実感」をもたらすのかもしれませんし、体感記憶としては、読書体験に留まるか、生き物に付与されている、闘争衝動の「賦活体験」に留まりましょう。

さらに、「共感」と呼ばれる精神活動は、「体験記憶」の濃さ・細やかさに根を張った「実感」なしにはあり得ませんので、「人間がそんなことをするとは！」と啞然とする凶悪事件も、「共感」をもたらす体験記憶の貧困」、に由来するかもしれないと連想し、社会の未来が思いやられます。そういえば、「人を殺すことの実感が乏しい」ことを「癒そう」と、殺人を遂行した事件がありました。さまざまな体験、ことに他者への共感体験、の希薄がもたらす悲劇でしょう。

第75講　いのち全開

軽い発達障害を持つ、男子中学生が初診しました。診断を告げ、あとはいつもの型通りに、精神薬を含め薬や化学物質や食品添加物を避けること、ドラッグストアで「ネイチャーメイド」のビタミンB6とマルチビタミンミネラルを買って飲むことを助言し、さらに、脳の発育に運動が有益であることを説明し、『心身養生のコツ』にある「進化の体操」を紹介しました。そして、何か運動をしているかを問いました。「現在楽しく行っている運動」を拡げてゆく、のが得策だからです。ここまでが、発達障害診療のボクの定石です。

この中学生は、ダンスをしていると言いました。付き添っている母親も、彼がダンスに熱中しているといいます。チョット見せて欲しいと頼むと、彼は張り切って、ダンスを披露してくれました。テレビ画面でよく見る、最近の若手芸人のパフォーマンスを、生でしかも手の届く距離で、初めて見て、迫力に圧倒されました。そして気がつきました。全身のすべての骨が動きに参加しているのに、頭部を構成している骨群は固いままです。そのことを彼に告げると、即座に動きを修正し、「アア、コレハ良い」とニッコリしました。ボクの目にも、素敵な動きに変わっていました。再度踊ってもらい観察し、「観客に見える前面と背中側とが、同じ程度の動きになる方が素敵じゃないかな」と感想を伝えました。彼は動きを試みて「ワーッ」と言い、全身から活力が噴出する、雰囲気になりました。傍らの母親も感嘆しました。ボクは、「進化の体操」のすべてがすでに含まれているから、ダンスだけで、脳の発達を助けるのに充分だと言いました。何か疑問があったらいつでもおいで、と告げて診療を終結しました。

そのご二種の連想が湧きました。一つはありきたりのものです。技術の指導は、現時点からの連続上に、小さな助言を行い、それが達成された際の悦びは、助言者からの賞賛よりも、自身の体感としての快感、が報酬として作用するのが自然です。更なる精進への意欲も、内発的なものになります。そのようなプロセスを思い描くことが、良き指導者・コーチの知恵・技術です。しかしそれよりも、次の第二の連想が、ボクにとって新鮮で快感を伴うものです。

この中学生のダンスは、振り付けや型などない、勝手気ままな動きです。恐らく「気分」が同調していましょう。それらは当然、「気分」も含め、幅広い脳神経系の活動でもあるわけです。音楽に合わせて動くなら、初めは束縛でありましょうが、同調しながら活動するにつれて、共ぶれの体験となりましょう。観客がいると、視線を意識しましょうが、それも互いの同調の雰囲気となると、意識が行き交う「錯覚」が生じ、陶酔となりましょう。それもまた脳内の活動です。その境地に至ると、ボクが『「心身養生のコツ」補講50』で語っている第3講「神経回路を慰撫する」や第6講「感覚逆流」は、ダンス・パフォーマンスの中に包含されることになります。太極拳に発して『心身養生のコツ』に紹介している、「一動全不動」は、凌駕されることになります。

とはいえ、中学生でない老体の、古びた脳神経系に、あのダンスは不可能です。「年寄りの冷や水」で身体を壊します。しかし、「でき得る限り全部の、脳神経系を巻き込んで活動する」という要点だけは借用できます。ここで再び、「一動全不動」の登場・発展です。日常生活の些細な動作、例えば食事をとる際に、すべての動作の瞬間に、全部の骨が動きに参加し、箸と茶碗の触れる感触やかすかな音や、食物の味や香りや噛む音やの感覚にも、『補講50』の「感覚逆流」を参加させるなどを試みると、専らテレビ画面だけに注意を向けながらの食事、とは異なり、脳神経系リハビリテーションの、素晴らしい時間になりましょう。それが維持できた心身状態に、さらにテレビ画面をも加えると、もっとすごいことになりましょうが、おそらく不可能でしょう。

試みに、この文章を読んでいる作業に、できるだけ多種多様な脳神経系の活動、を参加させている意識を持ってごらんなさい。読む・理解する・連想する・反論する・情景をイメージする・それ等の意識を維持しながら、本を持ち替える・姿勢を変える、などなど、脳にとって、随分の「重労働」であるはずです。より良く「改変」するには「意識する」ことが必要で、それを経ての「いのち全開」は、老いた脳にも、それなりに可能かつ有益です。

第76講　別れと余韻

「いのちに終わりがある、恋にも終わりがくる……粋な別れをしようぜ」。石原裕次郎の記憶はファンにとって永遠です。

人生の終末が身近になると、「粋な別れ」は、豊かさと深みを増してゆく「余韻」を残す、と実感するようになります。切なくなることさえあります。「空より来りて空へ戻る」と納得しても、「余韻」は揺らがず、「空」と静かに溶け合います。

ボクを含め多くのファンは、生身の裕次郎と会ってはいません。「出会いも別れも」、ボクらの主観的体験内の事象にすぎません。そのことは、「関係」についての考察を純粋にするかもしれません。生身での関わりが無いことが、「空」との溶け合いをし易くしていることは確かでしょう。先祖や故人の墓に参るとき、「生身が遠ざかり、余韻が濃くなる」気分があります。怨讐は薄くなってゆき、「故人が成仏する」とは、こちらの主観的体験内の事象である、と納得できます。とは言え、はじめから怨讐や悲哀の少ない「粋な別れ」が望ましいのは当然でしょう。

ボクら医療者が、職業上で出会う相手の多くは、援助を必要とする人です。そして「出会い」には必ず「別れ」があります。いろいろな「別れ」です。そもそも、「出会い」自体がさまざまですから、「関係の内容」も多種多様ですし、別れの「余韻」もさまざまです。別れたのち、相手の主観的体験として、豊かさと深みを増してゆく「余韻」が残り、ボクら自身にも、内容こそ異なれ同種の「余韻」が残る、そんな「粋な別れ」が望ましいでしょう。それぞれの「余韻」が、当人たちの人生の成熟、に寄与することが理想です。

臨床医としての六十年の人生は、「出会い・別れ」、しかも「無粋な別れ」の山であり、悔いの山です。そこからの助言を後進に残すことは、幾分かの「償い」となりましょうか。

まず、ほとんどの場面で最善の心得は、初めての「出会い」の冒頭に、「この人との別れ」を、チラッと思い浮かべる習慣を持つことです。この助言の、自他への、ひいては事態への、有用性は無限です。ある年月の経験を積んだ方には、即座に納得していただけましょう。

昔の吉原では、花魁が最初の出会いを「初会」と言い、「馴染み」になるか否かの相互の判定を図ったらしいのです。当然、別れ際に細心の気配りがあったでしょう。「馴染に」なってほしいか否かで、「余韻」を加減する工夫があったはずです。弱者を相手にする医療における出会いでは、今回の体験の質を患者が「評価」するための、「巻き込まれていない心」、を相手のなかに取り戻してあげるサーヴィスが肝要です。「溺れる者が、藁を掴んだまま」でないように、との心配りです。

お勧めするのは、別れの直前に「一期一会」と心の中で呟く習慣です。このセリフは、次回の出会いの冒頭にも有効です。茶道など無縁のボクでも馴染める、茶室の心得です。発祥のころの茶道もボクらの医療も、「死」に近いところにいる点で、武道と通じるのでしょう。

互いに接しているときには、「満遍なく漂う注意」を心がけましょう。これはフロイトの言葉ですが、宮本武蔵も、同じような心得を残しています。一点に注意が集中すると盲点が生じるというのは、何の技術分野でも共通でしょう。漢方の名医が「ぼんやり・しっかり診る」と諭されたことについては『「心身養生のコツ」補講50』の第25講に紹介しました。分野の異なる達人たちが、同じ境地に達しておられます。こうした至高の名言に接したときのコツがあります。「達人たちも皆、ボクと同じ失策と後悔の苦みを体験されて、この洞察を得られてるのだ」と思ってみましょう。仰ぎ見ていた偉人が、とても身近な親しい人に感じられます。このコツには余得があります。素晴らしい教示に接した際に、この内部操作をしてみても、親しい気分が湧いてこない場合があります。その発言者が「偽物」か「縁の無い人」である証拠です。離れましょう。

西郷南洲先生の生涯は、苦難の連続でした。運命を呪いたくなる、理不尽を受ける体験に溢れています。先生の座右の銘「敬天愛人」の豊かさは、その「余韻」の中から生み出されたのです。人は究極として独りである、同時に、「いのち」としては全てとつながっている。その両者は片方が確立すればするほど、もう一方も確立するという、相補の関係にあります。確立のプロセスは、「余韻」のなかで進行、成熟します。

第77講　からだが覚えている

だいぶ前から、「インスタ映え」などと謂い、手当たり次第にスマホで撮って、見せびらかすのが流行っています。ちょうど五十年前、グループのツアーで、ヨーロッパ諸国を巡ったときのこと、が思い出されます。何しろ初めての外国ですから、舞い上がって、写真を撮りまくりました。帰国後、写真の整理をしていて、いつ・どの国で撮ったのか、分からない写真が随分あり、順番に並べて、ツアーの日程表と突き合わせて、推理するしまつでした。なにしろ、ツアーコンダクターの旗についてゆく旅行でしたから、気楽な旅でした。いま、老人となって鮮明な記憶として残っているのは、写真整理に苦労した、作業体験です。当時のボクは、自転車を駆って地図を頼りに、民宿を探しながらの単身旅行、を趣味にしていました。老いて、もう自転車に乗ることの無くなったボクは、迷いと・不安と・工夫と・出会いと、その他諸々の自転車旅行体験を、自分の生きた確かな人生として、懐かしく思い出しています。彼我の差は大変なものです。これを要するに、「からだが覚えている」体験の濃淡です。

似たような言い回しに、「からだで覚える」があります。「体罰」の、「からだで覚えさせる」は論外ですが、「頭でっかち」「知ってるだけ」「身についてない」などは、蔑視されていると思い込んでいる生活者からの、「知識人」への、逆襲のセリフです。「知って行わざるは知らざるに等し」とのセリフを、言い立てるだけを「行い」にしている知識人もいます。もっと健康な在りようは、芸能人・職人・技術者・支援者など、「成長の体験」を希求しつつ生きている人々です。「知る」活動では、「心身不可分」の参加、すなわち「体験」が不可欠である、と「知って」、日々実行しています。

ふと気づくと、「心身不可分」の「いのち」の活動が、「生きている」の自然な在りようであり、ヒト文化に奉仕させられ使い捨てられる諸生物（ヒトも含む）、を除く自然界の生物は、そのように生きています。

「貧しいヨーロッパ旅行体験」のなかで、鮮明な記憶があります。オランダの石畳の感触です。わが国ではめったに目にしない、両手に杖を突いて歩く老人の多さを気の毒に感じ、今自分が歩いていて、石畳の硬さが膝に応えるのを感じ、石畳が凸凹にすり減っているのが、老人たちの膝をもすり減らしてきたのだろうと、アムステルダムの歴史に思いをめぐらした「体験」、は膝の感触まで湧き出てきます。「からだが覚えている」のです。

「インスタ映え」に熱中している人々は、有名レストランの、玄関と室内をスマホに収め、看板メニューを注文し、撮影の角度を工夫しながら何枚も写し、すでに満たされた気分で食事にかかります。「我が事終われり」の心境だと、こころは半ば、次の撮影地に向かっているかもしれません。スマホ以前の時代は、そのレストランと看板メニューを知った経緯、期待して歩いてきた道程、到達したときのときめき、料理を待つ間の心身の構え、などにこころが向き、それらを全開で、料理に対面するでしょう。五感全体で会います。食通とまでいかなくても、料理好きの人なら、今、食している食材の来し方や料理人に、思いを馳せるでしょう。食べる喜びとはその「総合体験」です。「心身の投入」です。

個々の人生は、様々の条件に依って、各人各様です。外側からの尺度で、「恵まれた」「貧しい」「平穏な」「悲惨な」と評価は可能です。それは一理です。しかし主観的に、「豊かな」「充実した」「満足な」「良い」「納得する」人生で、「ある、あった」の評価は、客観的評価と一致しません。主観的体験の評価尺度は、「心身投入」の「総合体験」の「充実」です。しかも、「充実」という言葉の感触は、「からだの感覚」寄りです。

なぜなら、いのちの活動は、「視・聴・嗅・味・触」の五感と「思考活動」、の総動員です。不自然な学習活動が参与しない限り、すべての活動に、身体の参加があります。「いのち」の概念自体がそうなのです。そして、活動の体験・経過・結果の歴史、を切れ目なく覚えているのは、「からだ」なのです。

「インスタ映え」に支配された活動で、「からだが覚えている」のは、目指すレストランに到着した喜び、店の「インスタ映え」の部分、被写体である料理の、写し方を苦心した体験、出来た映像を目にした充実感・達成感、それを発信した後の、受信者の評価への期待と不安などが、「からだが覚えている」体験となりましょう。それも「充実」で無いわけではありません。一度しかない人生の時間を、そのような「充実」にするか否かは、当人の納得次第です。その人の人生なのですから。「あなたの、いのちは、どちらを選びますか？」

第78講　これはイイぞ

これまで、色々な養生法の、ハウツーを、考案して紹介してきました。すべて、ボクの心身で考案試行したものですから、すべての人に役立つかどうか、心許ない気分がいつもあります。今回のものは、その極致です。ボクと同じ体質の方がいらっしゃって、採用してもらえると、嬉しいです。

『「心身養生のコツ」補講50』のなかに、第21講「恥骨結合を意識する」と第8講「脳の中の小人」という、ともに全身動作の究極のハウツー、を紹介しました。じゃあ、この二つを、日常でどう使い分け役立てたらいいのか、と疑問が湧きました。折衷案として思いつき、「小人の恥骨結合を意識する」というイメージを行ってみました（図18）。すると、不思議な事態が起こりました。小人の恥骨結合を意識すると、何の努力もなしに、実物の恥骨結合への意識が維持されて、排除できず、「二連立の恥骨結合」のイメージとなるのです。それを続けていると、「全身・全細胞」への「淡い、万遍ない注意」が、これも、何の努力もなしに、維持され続けるのです。「ナ

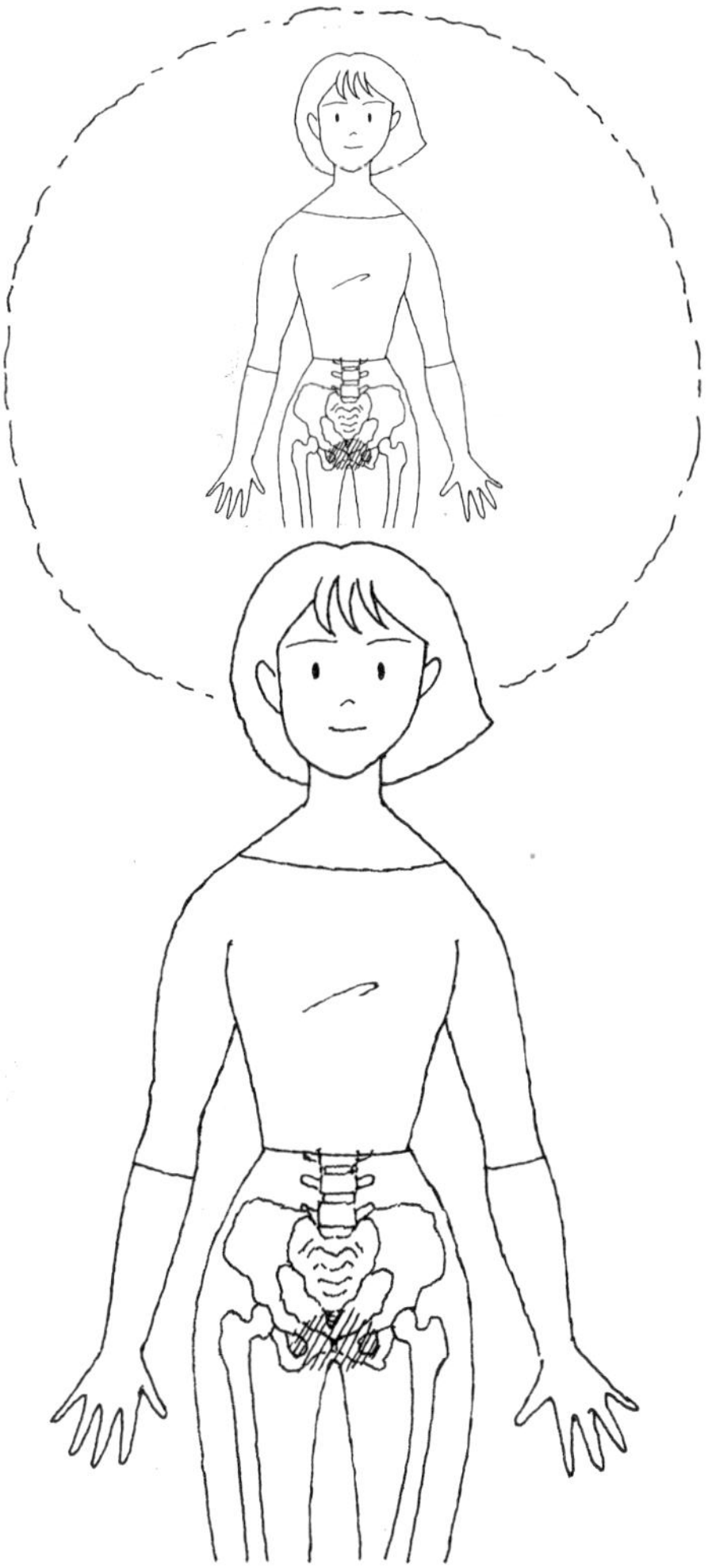

図18

ンバ歩き」も無意識に遂行されます。その心身の意識状態では、小指一本の動きにも、全細胞が共ぶれし、瞼の開閉も眼球運動も舌の動きも、全身の細胞に波及する、感触が生じます。

これまで、意識と努力で目指し、動きに際し留意してきた、「一動全不不動」が、意図的に行うどころか、意図しても「どうにも止まらない」、不随意運動に化した感触です。随分の練習・修行で達成した、「全身からの発声」の技術も、「それしかできない」一種の体癖に化した気分です。おそらく、「昆虫のレベル」なのでしょう。昆虫では、機能が数少ないので、統合が完璧であり、ヒト種では、進化に伴った機能の増大・複雑化のせいで、機能間の連携が難しくなっているのでしょう。発達障害の激増も、自然な流れなのかもしれません。

それはともかく、変化は運動系に留まらず、感覚系にも波及しました。最初に気がついたのは、老人性難聴の改善です。改善と言っても、テレビの音量のメモリが、2段階ほど下げられたにすぎませんが、耐えず鈍化していた身には、素晴らしい「希望」です。気がつくと、味覚・聴覚の鋭さと細やかさにも改善の感触があります。食べる楽しみの復活です。

最後に、オカルト染みた感覚の、これは復活ではない新開発（？）が生じました。テレビで、総理大臣や閣僚や、追求の質問をする野党議員の映像を見ていて「口先だけで心がない」「保身だけだ」「魂からの発言だ」「受けを狙っているだけ」「人生を懸けている」などの感触が、「クッキリ」と湧くようになったのです。当初は、言葉や音声への感知が鋭くなったせいだ、と思っていましたが、映像だけ、しかも初見参の人の写真を見ても、同種の感触が生じるのです。それどころか、書籍や論文の内容を読まずに、対面しただけで判定できるようになりました。もっともその判定は、ボクという生命体との、相性を診ているのであり、客観的価値とは無縁でしょう。そうであっても、いやそうだからこそ、残された時間の乏しくなったボクの生命にとっては貴重な、選択用のセンサーを得たことになります。

ひょっとして、ボクと同じ体質の方の、これからの人生を豊かにするハウツー、であるかもしれないと、恐る恐る公開することにしました。

なお第72講「『ナンバ歩き』完成」に述べている「蝶形骨で主導」に「脳の中の小人」を援用して、「小人の蝶形骨が主導」にすると、すべての心身の動きが異次元のすばらしさになります。欲ばりの方はトライしてみてください。

第79講　すべての随意筋を意識する

テレビで「ボルダリング」の映像を見て、感心すると同時に不思議な気分になりました。ちょっとした手掛かり足掛かりを捉えて、垂直の壁を登って行くのですから、大変な筋力です。しかし見たところ、スリムで軽やかな体格です。筋肉モリモリでは体が重くて、あんな芸当はできないでしょうから当然ですが、あの筋力はどこから来ているのでしょう。おそらく、骨格周辺の微細な筋肉が総動員され、しかも、絶妙な協調作業をしているのでしょう。それに、筋力と筋肉の太さは完全には相関せず、トレーニングで筋力は速やかに増大するけど、太さの増加はゆっくりですし、逆に太さを目標にボディビルで鍛えた筋肉は見掛け倒しの面もあります。

それよりも、骨格筋は全て「随意筋」ですから、本質として、「意識で動かせる」はずですが、長年の習慣で、ボクらは意識できなくなっています。耳たぶを動かせる人と動かせない人があるのは、その例証です。少し練習すると、「骨」の動きは意識できますが、骨が自力で動けるわけはなく、その骨専属の随意筋で動かされているのです。

以上の連想をもとに、「布団の上でボルダリング」というのをしてみました。『心身養生のコツ』の「畳の上の水練」のバリエーションです。うつ伏せの大の字に寝て、ボルダリングの気分で、上下左右に動くのです。動くとき、体中のすべての骨が動いたり回転したりするのを意識しましょう。すべての骨の動きを、「同時」に意識する（イメージ）ができたら完成です。ただしこれは基礎トレーニング、入門編です。

すべての骨の動きや回転を、意識出来るようになったら、いよいよ随意筋に進みます。解剖学の本によると、人体の随意筋の数は四百ほどだそうです。ボクらが意識できているのは、五十に満たないでしょう。三百五十ほどが無視されているわけです。子ども向けの人体解剖図を購入して、さまざまな筋肉を確認するのは役に立ちますが、無くてもかまいません。

「布団の上でボルダリング」をしながら、まず、上肢のすべての骨の、それぞれを動かしている筋肉、を意識してみましょう。その多くはすでに、意識して動かすことができるはずです、日常の生活習慣の中で行っているからです。しかし解剖図を参照すると、意識できていない筋肉、が多く残っていることに、びっくりするでしょう。そして、それらを意識して動かせるようになると、上肢を構成している個々の骨の動き、が多彩になることを自覚できます。次は、同様の習練を下肢で行います。上肢よりもかなり難しいでしょう。下肢から骨盤へ進み、腹部胴体・胸部へ進みます。難しいのは脊柱です。何しろ、椎骨を個々に動かそうとするのですから大変です。

尾骨から環椎までです。解剖図を見ると、頸部・頭部の筋肉は難関の極であることが分かりますが、頭蓋骨は脳の入れ物ですから、これを動かすまで行かなくても、僅かに緩める段階でも脳への効果は莫大です。

この段階に到達したら、意識の焦点は筋肉にあり、筋肉の自在な動きが行われているか否かを、骨の動きでモニターする、という意識配分を練習しましょう。骨が楽し気に飛び跳ねているなら、筋肉が自在に動いているのであり、布団の上でのボルダリングの、達人の境地です。

ここまで達成できた人は、さらなる飛躍を目指してください。布団から離れるのです。と言っても、本物のボルダリングをするのではありません。ボルダリングからの決別です。

日常生活の折々に、全身の随意筋の全てを意識して動き、骨の飛び跳ねを楽しむ、境地です。無論、長時間行うのは無理ですが、思い付いた時にこれを行うと、最高に「気持ちがいい」です。その気分を言葉で表現すると、「完璧に統合された心身」の気分です。「いのち解放」の実感です。多くお方にこの段階まで進んで欲しいです。すでにお気づきでしょうが、これらは「ナンバ歩き」と共通しており、二つのトレーニングは相乗関係にあります。

第80講「微小筋肉を鍛える」はさらなる熟練形です。

第80講　微小筋肉を鍛える

ちょうど五十年ほど前、ボクは九大精神科の中堅医師でした。ある朝病棟を訪れると、奇妙な歩行をしている新入院の患者が居ました。「ハンチントン病が入ったね」と病棟医に話しかけると「いいえ、ヒステリーです」との返事です。「転換症状」としての歩行障害であるとの診断です。当時のボクはパントマイムに凝っていましたので、心因性の運動障害は細部まで模倣できました。その患者の動きのリズムと味わいが模倣不能なので、器質病変があると感じましたが、精神療法に専念していましたので、それ以上追求しませんでした。神経内科との合同症例検討会でも、神経内科の講師クラスが「ヒステリー」と主張し、それらしい状況因もありましたので、診断は確定しました。確か外泊中に患者が自殺し、病理解剖でハンチントン病の診断が確定しました。脳の画像診断などの無い時代でした。その後ボクは「離魂融合」という診断手技を考案し、病者の身体の動きに自分の身体イメージを重ね「患者の身になる」ことで感触を摑むようになりました。パントマイム法の進化です。自分の身体イメージが相手の中で同じ動きをするイメージ活動ですから、パントマイムほどの熟練は要りません。例えば内村航平選手の鉄棒の技は、最初は到底イメージが同調できませんが、数分間の練習で、最後まで同伴できている空想を作れます。ハンチントン病の動きはどうしてもイメージが同調できません。そこに診断手技としての妙味があるわけです。

『「心身養生のコツ」補講50』の第12講「寝床でパッパッ」のバリエーション⑦で、「深部筋に限局した筋トレ」を提唱しました。また本書の「転がる骨たち」で個々の骨を順次転がしてゆく技法を提示しました。そこから、筋肉についての考えが発展しました。

解剖学の本を見ると、人体には約四百の横紋筋（随意筋）があるそうです。ボクらが筋トレで意識し対象とするのはせいぜい五十ぐらいでしょう。残りは通常では意識されない微小筋肉です。さらに「腕相撲大会」をテレビで見ると、筋肉の太さと力とは完全には一致しません。微小筋肉は鍛えることで太さは若干増えて力は格段に向上するのでしょう。しかも三五〇もの微小筋肉全体が鍛えられることにより驚異的な力が生み出されるのでしょう。傍証として、ボクら老人はさほど痩せ細ってはいないのに、筋力は情けない水準です。微小筋肉にいたっては恐らく、惨々たる状態でしょう。年齢不相応な精力的な動きを発揮しておられる、稀有な九十歳老人は外見はソップ型です。あの動きは微小筋肉の健全さの故なのでしょう。

「随意筋」に分類されていても、微小筋肉のほとんどは、意識して動かすことができません。

ところが耳介を動かす筋肉を意識して動かせる人が時々いますし、真似をして努力すると、多くの人が動かせるようになります。随意筋を「随意」に動かせるようになるのです。さらに大切なのは、ボルダリングの選手たちは、全ての微小筋肉をそれぞれ「随意に」駆使しておられるように見えるのです。恐らく、腕相撲の力量もかなりのものでしょう。

ところで、ハンチントン病に限らず様々な神経疾患で、不随意運動（随意筋が勝手な動きをする）が出現します。原則として「病」は何かの喪失ですから、不随意運動の増加は制御機能の喪失による運動不制御と考えるのが正しいでしょう。さらに、理学療法の効果や自然治癒の経過で不随意運動の減少がみられるのは、制御機能を司る中枢神経の再生よりも、残遺中枢による代わりと考えるのが自然です。さらには、内村航平選手に限らず、ピアニスト、バイオリニスト、の猛練習は制御機能や統合機能の意識的再編・再統合、すなわち生来完成して無意識化している機能群の解体と再編成の成果なのでしょう。

そこで、ほとんど何の根拠もない自由連想に基づいて、微小筋肉のトレーニングを考案してみました。有益か否かはともかく、無害ではあろうと思います。お試しください。

微小筋肉の所在は、骨の回りと皮膚の下です。そこでまず、皮下の微小筋肉を動かすトレーニングから始めます。このトレーニングの目的は「微小筋肉を意識できる」です。準備トレーニングです。私たちは顔面の皮下だけは意識でき、皮膚を動かすことが日常できています。それを更に熟練するのに、いろいろな表情をする「百面相」で、顔面の皮膚を動かしながら皮下の筋肉に意識を向ける練習をします。次第に意識野を拡げ、頭の皮膚も動かして頭髪を振るイメージを使い、耳たぶも動かしましょう。意識野を拡げ、背中の皮下、胸・腹と皮膚を動かして、意識の置き方を練習してください。皮下の微小筋肉を意識して動かせるようになったら、いよいよ骨の周辺の微小筋肉を意識して動かす練習の本番です。

皆さんは「アテトーゼ」という不随意運動をご存じでしょうか？　全身の骨が勝手に動く奇怪な動きです。ことに、両手の五本の指がめいめい別個の生き物のように動きますから、一度見たら忘れません。実はこの動きを模倣するのに手の指が最適なのです。人は皆、手と指を使って様々な作業をしていますから、個々の指が異なる動きをすることを多少しているのです。その動きを更に強調し、しかも無目的に、くねらすように動かすのです。その時、掌と指を構成する骨々の周辺の微小筋肉を意識して無目的なクネクネ運動をします。それがある程度できるようになったら、動きを手首⇩上肢⇩軀幹⇩全身と広げます。

最後はボルタリングの真似です。壁面の小さな出っ張りに指を掛けたり足先をかけたりしながら壁面を上下・左右に移動するつもりです。つもりで動くのですから落下の危険はなく、飛び移るなどのスリリングな動きも可能です。もちろん、背骨も様々な（蛇のような）動きをします。

この運動の最初の効果は「身体の芯が暖かくなる」です。虚弱者や老人は一様に「骨が冷える」に悩んでいますから、この効果は幸福です。数日続けていると、立ち姿が「しっかりして安心」という状態になります。何よりうれしいのは、「身体全体で行動している」自覚が得られることです。「いのちの復活」と表現したい気分になります。代謝が活性化しているのでしょうから、食制限なしの痩身効果が得られるかもしれませんが、それは期待過剰でしょう。

第81講　身体は悦びのセンサー

あれは小学生高学年の頃でした。「ノギス」の機能と構造を知って、あんな単純な構造なのに、1ミリの十分の一以下まで正確に測れる、そのカラクリに恍惚となり、それまで単純計算の繰り返しで飽き飽きしていた算数、ことに幾何の世界が、大好きになりました。一本の補助線で事態が明るくなるのに、恍惚としました。その悦びは、謎解きや手品の世界へと続き、精神分析への嗜好となりました。視点の転換で一瞬に視野が開ける、のが恍惚でした。その流れは、今ではスーパービジョンの場で機能して、有用ではあります。他人の研究プランに、助言と言うおせっかいをしたりもします。

だけど、ある時期から、その種の悦びが、何だかチャチなものに感じられるようになりました。自分の心身に注意を向けていると、その種の恍惚はせいぜい、脳天から心臓の下縁の高さまでの興奮、を伴っているようです。ボクは論文作成を目指す「研究」、をやる気がまったく起こりません。そこで得られた発見・成果は、謎解きの恍惚、つまり上半身の恍惚のレベルに留まると、無意識に知っていたのでしょう。ところが、最近お亡くなりになった益川敏英先生のインタビューを拝見すると、研究について語られるとき、全身、脳天から足裏まで、悦びが溢れています。それは、ノーベル賞とは関わりない「研究の悦び」です。天性の研究者の姿です。見ているボクにまで、悦びが感染します。その時ボクが感じる悦びも、脳天から足裏まで感応していることを感じます。

その体験から、身体は悦びのセンサーであり、身体の一部が感じる悦びと、全身が感じる悦びとがある、というアイデアが生まれました。判りやすい例は食べ物です。同じ「美味しい・まずい」の、それを感じている、身体部分と広がりは千差万別です。全身が（心も一緒に）「美味しい」と感じるもの、だけを呑み込む、というダイエットが可能かな、と空想します。

それはともかく、学会発表を見聞していて、研究成果の悦びが、発表者の身体にどれほど拡がっているか、を観察すると（臨床観察のトレーニングになります）、演者の身体反応の乏しさに、悲しく・哀れに感じることが稀ならずあります。益川先生のような、「生まれ持っての研究者資質」、は稀でしょうから、しかたありません。せめて「甲子園」に出るぐらいの資質の研究者だけが、研究に従事したら良かろうに、と思ったりします。

ところで、ボクは上半身だけの悦びに飽きるようになりました。治療現場で、ボクのアイデアでの処方薬が適合して、患者が楽になった時には、これまで同様の上半身の悦びですが、まだ治ってはいなくても、患者の主体が解放され、生活が回復した瞬間に、全身から発せられる悦びには、ボクの心身が感応し、悦びが足裏までを浸します。変な例えですが、「性の快感」に似た充実感です。この「見ている人が感応する悦び」は、ホームランで走るときや、盗塁成功の瞬間に大谷翔平が全身から発しているもの、と同質です。「いのちの悦び」と呼んでいいでしょう。

　ここから連想が展開しました。色々な分野で、マスコミを沸き立たせた、スターの中で、引退後に、色々な嗜癖や性愛のスキャンダルに溺れ込む人があります。若いころのボクのような、心身の一部分だけが恍惚となる行為は、いのちの他の部分が不満足を掻き立てられるので、「嗜癖」が起るのであり、嗜癖的な性愛も、心身全体の「性の悦び」を達成できていないからである、と思うのです。想を転ずると、研究論文を連発している人のなかに、「研究発表嗜癖」に落ち込んでいる人があるかもしれないと思います。最近話題の「データ改竄」「データ流用」などは、倫理の視点から裁くだけでなく、嗜癖の視点から考えて、救出してあげられないものかと、気の毒に思います。「改竄の悦び」は「贋金づくり」のようなもので、心身全体が震える悦び、にはならないはずです。

第82講　しなやか・透明

認知症老人の不穏に「抑肝散」が有効、とのエビデンスが出て、とても売れていると聞きます。それでなくても、漢方エキス剤を処方しておられる医師、は増えています。その医師の多くが、自分の診療の中に「サプリメントみたいな混ぜもの」を容れてしまった、不快感を感じておられるだろうと推測します。専門家としては、「処方の工夫の放棄」だからです。昔は「約束処方」「合剤」などがありましたが、同じ不快感から廃れて、今は軟膏の中に残っているだけです。

主治医としての主体性の維持のために、キチンと漢方の勉強をしよう、と踏み出される方はありましょうが、見慣れない用語や、一見怪しげな思考作業、にウンザリして、止めてしまう方も多いでしょう。あるいは、個々の構成生薬の薬効を知り、その組み合わせとして処方を考えよう、とする方もありましょう。その要望に応えるべく、生薬の薬効をまとめた本が出版されるようになりました。これは嬉しい傾向です。漢方は、数千年にわたり、中国の医師たちが生薬を一つずつ発見し、組み合わせ、そのなかで、汎用性のある組み合わせ処方に、自分なりの命名と用法を添えて、纏め上げたもので、我が国の先哲が、それを日本の風土や体質に合わせて、批判・継承して、日本漢方の世界を築いたのです。一旦、生薬にまで遡れば、西洋医学と同じ思考プロセスですから、導入に抵抗はありません。とは言え、現在使える「エキス漢方」は、合剤と言う「約束処方」であり、本道である「煎薬」からスタートするのは、よほど奇特な人でしょう。日本漢方の現在の指導者の著書は、「正しい東洋医学」を説いてはいても、現場の医師のジレンマを顧慮していません。

その現状を打開しようと、ボクの永年の友人である下田哲郎先生が、画期的な著書を出しました。本物の漢方診療を、とりあえずエキス漢方からスタートしよう、となさっている実地医家、に最良の本です。ふざけた風の言い回しに戸惑われる方もありましょうが、彼自身の真面目過ぎる気質、を持て余しての語り口の工夫であることは、読み進むにつれて理解していただけます。さらに、ボクの名前が頻発しますが、これはエキス剤併用の成功例として、更なる処方運用の妙を説くための、「たたき台」であることは、読み進むにつれてお分かりになりましょう。彼の論述の主眼は、それぞれ独特の名称で提出されているエキス剤を、構成生薬のところまで遡って、兄弟・親戚筋のものをまとめて使い分けを論じ、さらには、併用した場合の生薬の量を考慮して増減を図ったりの、運用の妙を伝えることです。さらに進んで、エキス剤に生薬を足す処方、を保険診療の中で工夫できるように教えます。また、漢方解説書の中で頻発し面食らう、中国伝来の用語、についての解説が丁寧になされます。漢方の世界が、一挙に身近に感じられるようになります。

ところで、下田先生は文中、ボクの『精神科診断面接のコツ』を再三推奨してくださっています。これについて、現状をお話ししておくことにします。あの本は、大学に在籍していて、何らの研究業績も残せず、ひたすら臨床技術の工夫だけをしていたぼくが、二十年ほどの大学での体験を、「生涯にただ一冊の本」との意気込みで書いた、まあ処女出版です。四十年経って読み返してみても、大きな修正の部分は見当たりません。理論書と違い、ハウツー本は有用性が長いなあと思うことです。それよりも、ここでお話ししておきたいのは、あの本の中の技術のほとんどすべてが、八十歳過ぎたボクの意識の中にはない、ということです。すべて無意識、あるいは前意識に在って作動していて、意識に昇ることは滅多にありません。「身についた」とはこのことでしょう。そうした技術について、講演したり論じたりしなかった、ことが幸いしているのでしょう。現在のボクの日常臨床で、観察や判断の技術としているのは、表題に掲げました、「しなやか・透明」の二点です。まず「しなやか」についてお話ししましょう。

テレビ画面で、海中生物の動きの「しなやか」さを見ると、心が和み浮き立ちます。こちらの「いのち」が共振しています。クラゲに近い軟体生物の動きは、ことにそうです。陸上に上がり重力に逆らうべく、「骨格」を進化させましたが、「しなやか」を維持し続けるべく、「関節・靭帯・筋肉・神経系」の複雑な構造、を進化させました。そうして出来上がったシステムは、「しなやか」です。どこかに故障があると、「しなやか」は低下します。そして、生体全体のやり繰りで、新たな「しなやか」を作り上げます。パラリンピックの放送で、口に咥えたラケットで卓球をする選手を見ました。全身の骨と筋肉の動きが、「しなやか」に溢れていました。見ているだけで、こちらに躍動感が湧きます。しかし、海中生物を見ているときの「心の和み」、は起こりません。懸命な努力への、「支援」の気分が、「切なく」起ります。この「支援・切なさ」こそが、「透明」感の欠如です。以上が、現在のボクの診療の二大指標です。例を挙げてみましょう。

盲学校の生徒が、うつ状態・希死念慮で連れられてきました。一見して、「全盲」という障害は、「しなやか」な言動を妨げていません。付き添っている教官によると、将来「あんま・マッサージ」の途を示唆されたことが、うつの原因だと言います。教官のその陳述を聞いていている本人の、身体全体の反応が、全体と異質にシャープであることから、脳に対する抗うつ剤の適応は無い、と判断して、点字による外国語の勉強と大学進学の可能性、を話題にしてみました。その後時々、本人の希望で相談に来ますが、大学進路が話題になっており、薬物は不要です。

不登校の中学生が来ました。付き添いの母によると、すでに二カ所の専門家に相談に行ったそうです。問いかけても、ほとんど返事をしません。仕方ないので、ボクは、不登校についてのボクの持論を少し話しました、そして「キミのような秀才は」と言って、自分でビックリしました。

何の情報も聞いていなかったからです。ボクの話を黙って聞いている彼の全身から、「納得」「不同意」がシャープな反応としてボクに届き、それが「秀才」の味わいだったのだ、と気づきました。母によると、それまで学校の成績は常に一番で、父親の転勤で今年転校してからの不登校ということでした。読書について母に訊くと。幼い時から本好きで、一日数冊でも読める、ということでした。ボクはコロナが収まったら、鹿児島で一番大きい書店の中を散歩することを提案し、脳を眺めて、「発達障害」の特徴はないので、学期試験だけ受ければ、その成績で皆が認めてくれるだろうから、まあ高校はどこでもいいから、どこの大学に行くかを考えるといい、と告げました。立ち上がり方向転換する動きが、格段に「しなやか」にかわっていました。どうなるか楽しみです。この子も、「登校」の話題の時だけ、全身の「透明感」が曇るので、病的な脳ではないと考え、投薬はしませんでした。

「しなやか・透明」の指標は、身体の部分についても適用できます。パラリンピックのテレビ映像が、練習に良いです。ボクは、整体や処方薬を選ぶときも、「しなやかさ・透明感」の濃淡を指標にしています。下田先生が評価してくださっている、「桂枝加芍薬湯＋四物湯」の神田橋処方も、その加減方もすべて、「しなやかさ・透明感」で選んでいますから、まあオカルトの世界、と言われても仕方ないでしょう。最近は「気の施術」に凝っていて、それも、「しなやかさ・透明感」を失っている身体部分を探し出し、そこの改善を引き起こすと、病者が「気持ちがいい」と言われるので、それで納得しています。この指標を探索針として用い、「癌」「梗塞」などにも、おおよそ察知・指摘できるようです。とりあえず「邪気」と呼んでいますが、感覚なので、伝授できないのが寂しいです。「その生体部分の、いのちの声と対話している」、という自己暗示で、寂しさを紛らしています。

文献

下田哲也著『漢方を本格的にはじめる』南山堂　二〇二一

第83講　正座で坐禅

お正月のテレビで恒例となっている、永平寺の修行の風景を見ていて、修行僧たちの立ち姿の爽やかさに魅かれました。スッとした背中の線が素敵です。この背中は坐禅で培われたものでしょう。坐禅の光景も放映されました。それを眺めていて、フト奇妙な気づきがありました。一つはお尻に敷いている「座布」です。ボクは仏教青年会の座禅会に参加していて「座布」も持っていますし、いままで「必需品」と思い、気にしていませんでしたが、「無一物」を理想とする老境が「必需品」に違和感を覚えたのです。いま一つは下腹に置かれた両手です。あのせいで、俗人はどうしても猫背になるのです。肩甲骨が背中にへばりついているからです。修行僧たちは、肩甲骨がきれいに剥がれているので、猫背になりません。同じ番組の中で修行僧たちが四つん這いで床の拭き掃除をしている、ダイナミックな映像を見て、この拭き掃除で肩甲骨が剥がれ、仙腸関節が緩むのだと分かりました。現代人が捨てた作業です。その二つの気づきを基に、素人向きの「正座で坐禅」を作りました。ただし、この方法では、「舌トントン」が重要なセンサーですから、『心身養生のコツ』でマスターしておいてください。

①絨毯の上など柔らかな床の上に「正座」をします。両膝と両親指が接している正座です。この時もっとも大切なのは、足の「踵骨」が「寛骨」の下前面の「恥骨結節」の前方に位置して、寛骨全体を立てる（前方へ回転させる）ことです。これが「座布」の役割を強烈に行います。当然「恥骨結合」を下げ、仙腸関節を緩めます。無理な動作のようですが，「舌トントン」をしてみると、身体は「気持ちがいい」状態であり、腰は「痛・気持ちいい」のだと分かります。「舌トントン」で「止め」の判定が出るまで維持しましょう。

②両腕は身体の両脇に垂らします。中指が床に触れますから、「舌トントン」で「気持ちがいい」位置を探します。腕の重みで肩甲骨が剝がれます。その動きを阻止しようとして肩甲骨周辺の筋肉が収縮しますから、床に触れている中指で腕の重量を少し支えて、「気持ちがいい」重量に加減します。胸を張ると中指の気持ちがいい位置が後方に移ります。それだけ肩甲骨が剝がれます。

③姿勢が定まったら、骨盤全体を揺らしながら、肛門を中心にした、数センチほどの「8の字まわし」を行います。『心身養生のコツ』の「マリオネット・ジョギング」の花弁の図を参考に、四方八方に「8の字まわし」を行います。逆回りの「8の字まわし」もして下さい。8の字がスルスル回るならば、それに対応する身体の歪みがあるのです。「舌トントン」を続けている

と、身体が整うと「ヤメ」の信号が出ます。すべての方向がＯＫとなったら、「舌トントン」で「ヤメ」の合図が出るまで、その姿勢を維持し続けます。「脳の中の小人」を援用すると身に着けやすいでしょう。つまり、脳の中の小人が同じ正座の姿勢をしており、その肛門で「８の字まわし」をして、実物の肛門を誘導するイメージです。所要時間は、経験的には三十分以内です。以上が坐禅と同じ（ような）心身への効果をもたらします。ボクの体験としては、素人には、本物の坐禅よりも短期間に確かな効果が得られます。さらに本物の坐禅と異なるのは、集中が乱れた時に引き締めとしてお願いする「警策」です。「正座」方式では、集中が乱れたら終了です。「またね！」です。それにしても、脚の痺れが起こりにくいのが不思議です。時間が短いから、だけではないようです。しかも効果（心身の爽やかさ）は終日維持されます。興味深いことに、「四つん這いの拭き掃除」ができそうな、してみたいようなイメージが湧くことです。実際に試してごらんなさい。どうやら、四つん這いの拭き掃除と、通常の歩行とは、骨の動きとしては同質であるようです。

第84講　精神科医六十年

『山本昌知　臨床作法』（日本評論社）という本を頂戴しました。まったく存じ上げない方ですが、一読して感嘆しました。精神科医として、「医の原点」を生きてこられた人生です。昭和三六年生まれだから、三七年の早生まれであるボクとは、同い年です。臨床一筋も似ていますけど、重なるのはただそれだけで、他はまあ、ビックリするほど、ことごとく真反対です。先生は一途に医者を目指し、成り行きで精神科医になられた。「他を医する」が出発点です。ボクは成り行きで医者にさせられ、幼い時から抱えている、「病む自身の救いを一途に求め」、その流れで精神科臨床を歩いてきました。出発点の違いは、六十年経って、大変な相違となっています。そうなったのは、「自身で納得」一途、という頑固・一徹のゆえでしょうから、そこも互いに似ているのかも知れません。それはともかく、ボクの現時点での到達点、を書き残して置きます。一言で言うと、「何とか、少しでも自分が楽になるための技術・工夫」を公開して、他者に役立ててもらう営為です。そのほとんどは、ハウツー本として、すでに出版していますので。それらを外来診察室でどのように行っているか、を描いてみましょう。

いまは外来だけで、まあ活劇などない医療の場ですが、若い時は、格闘が日常でした。生来の虚弱体質への対処として、高校時代に始めた筋トレと、大学教養部での空手部の訓練、が役に立ちました。暴れる患者を両腕で抑制するとき、やり場のない苦しさに悶える幼いボクを、ギューッと抱きしめて泣いていた母、を思い出しました。保護室に連れて行ったり、抑制帯で拘束しながら、「いまこうするしか仕方ないから、良くなってから、ボクを訴えなさいね」と語りかけていました。本心そう思っていたのです。そう語りかけると、患者の表情と身体の緊張が緩むときがあり、救われた気分になるときもありました。

統合失調症の急性期の、若い男性が、火鉢を頭上に持ち上げて、ボクに迫ってきたことがありました。狭い廊下の隅で、絶体絶命のボクは、「そんなにしたら怖いがね」と、思わず叫びました。すると患者の動きが止まって、互いににらみ合いが数秒あり、患者は火鉢を床に下ろしました。この事件は、ボクにとって画期的でした。「怖いがね」と叫んだ瞬間に、ボクは、患者の表情に溢れている恐怖、を認知しました。それまで、見えていなかったのです。だから、にらみ合いの時はすでに、恐怖は薄れていました。自分の感情にすっぽり包まれていると、外界認知の機能が鈍る、逆に、外界認知の機能が賦活されると、感情の渦から距離を取れる、という状況が、患者とボクの双方に生じた、同質のプロセスである、と洞察しました。これは「逆転移感情の告白」という技法として、対話精神療法の中に取り入れられて、次第に、対話が、「普通の対話」の「見かけ」、をもつようになり、その後長い年月を経て、「エンカウンター・グループ」への親近感となりました。

幼少期から思春期まで、虚弱児で日々心身症の半生でした。その一因は、「飛び回るこころ」でした。ボクは躁病の人に必ず、「苦しいねえ」と語りかけます。といっても、「うつ」の状態は「死んだ」気分です。つまるところ、こころは「自由自在」が性に合うのであり、それは進化の要請です。こころの特質と「からだ」の利害とが、渾然としている状況が、「気持ちがいい」です。マラソンランナーを想像してください。ボクの診療の基本理念は、この一点です。ただし「気持ちがいい」は、個体ごとに異なるので、こちらの「気持ちがいい」を押し付けるのは、ピント外れになりましょう。その時の瞬間・瞬間の、「気持ちがいい」「気持ちが悪い」を、自他にとっての判断基準としよう、として「Oリングテスト」に魅かれ、そこからの工夫で、診療作法を積み上げてきました。

外来診療を例にして、説明しましょう。診察室に入るとき、誰しも緊張します。生き物として自然です。それを欠いているなら、かなりの劣化・重体です。通常は、学習して身についているハウツー、で対処しようとしますから、そこに、歴史を読み取れます。複数の学習をしている個体は、状況を認識したうえで、手持ちの複数の対処行動のなかから、場に相応しいと判断したものを選択しようとします。多くの患者は、その水準にあります。そうした「情報収集としての観察行動」にも、こころの状況と学習の歴史とが表出されます。こちらの応対がそれにマッチしたなら、患者は「気持ちがいい」はずで、それも観察できます。ここまでは仮説であり、こちらが提出した応対、で患者の状態がどう変わるか、で仮説は検証されます。以上は、ゴチャゴチャしているようですが、世間一般の「接客術」、のデジタル化に過ぎません。この技術は、臨機応変であるとはいえ、ワンパターンでもあるので、次第に習慣化され、前意識化されます。デジタルとして学習したものがアナログ化すること、を「身につく」と言います。以後の診療の技術はすべて、この応用・展開に過ぎません。

ここまでで、実質的な診断と治療、はすでに進行しているのですが、ここから、建前上の「診断面接」としての「話を聞く」が始まります。その際、緘黙の状態なら、まず、治療です。「無理に話そうとしないでね」「話して大丈夫なことだけ話してね」、のどちらで語りかけるかは、「逆転移感情」で選びます。「頑なな」味わいなら前者、「迷っている」味わいなら後者でしょう。曲がりなりにも来院したのだから、診療の全面拒否ではない、と思っておきます。「拒否を示そう」という意図、が表明されたら、面接は大成功です。「こころが開かれた」です。拒否の健全な部分「いやだ」、を開いてもらって部分賛同する、という「精神療法」のスタートです。健全な部分を取り出すのと、病的な部分を取り出すのは、区分けという、同じ「精神療法」であり、当人同士の好むスタイル、でスタートして良いのです。

診断は、「今日だけの見立て」として伝えます。それが真実だからです。変更の可能性は大きいのです。コロナの診療と同じです。見立ての根拠を、分かりやすく伝えます。当人の中での「自己診断・観察」の作業、がし易いようにという、「精神療法」です。精神療法は、マイナス部分を明確化するよりも、プラス部分とその機能とを明確に切り出す作業、の方が有効です。「内なる治療者」の育成です。「内なる治療者は、自然治癒力の同伴者」です。本人の自己診断は、内容の良否よりも、「内なる治療者」の活動と見なし、それを支え技術指導をします。以上の層構造が、「精神療法」の核心です。

「賛成・協力」はこちらへの適応ですから、精神構造としては、複雑不可解です。それに比較すると、「拒否」は純粋で信頼できますから、「拒否」を推奨し、有益な情報とします。これが内在化されて、緊急処置としての自己治療法、となることを期待してもいます。これもボク自身のもがきの歴史に由来します。「拒否礼賛」の「拒否」はその人の特質として「守りという内なる治療者」、を育てるかもしれません。さまざまな心理療法や薬物も、同じ扱いにします。すなわち、「副作用」だけが「確か」な作用です。この治療構造は、ノセボ効果を減らし、プラセボ効果を増やすかも知れませんが、目の前の人にとっては、「正しさ」よりも「気持ちがいい」が大切ですし、重大な副作用の、早期発見にも役立ちます。ほとんどの患者はスマホを使えますので、薬や検査値や特殊用語についても、検索して勉強するように勧めます。ボクが若かった六十年前は、治療や診断について勉強する患者を、問題患者扱いしていました。微笑ましい時代です。あの時代に書かれた精神病理学説を読むときは、そのような時代思潮の上に築かれた文化だ、と心に留め置くのが、有用かもしれません。

生来の病弱に老化が加わり、色々と薬を飲んだり、サプリメントを試したりしています。「入江フィンガーテスト」や「舌トントン」を愛用するようになって、サプリメントも処方薬も、勝手に増減したりしています。むろん、主治医との意見交換もしています。それが快適なので、自分の外来患者にも、寛解期になったら、二つのテストを教えて、薬の自己増減の試みを勧めています。失敗・成功はありますが、それも勉強です。「自主性・主体性」を説教しても、言われるままに薬を服用するのが常であるなら、「なんじゃいな」、一番身に近いところで「自主性の放棄」じゃないかと思った、自分の経験からの実験ですが、結果は上々です。たまに、数年ぶりに来院する人があると、どうしていたか、を訊きます。自分で工夫して服薬したり、サプリを試していたり、民間療法に凝っていたり、他所に入院していたり、さまざまですが、その過程での、自主性の発揮は、必ず実の詰まった学びがある、という感触を持ちます。処方薬を一人で勝手に止めるのは、冒険だったり放棄だったりしますが、その「試行錯誤」全体が、治療者に勧められて行うのなら、「共同実験」であり、「精神療法」の一種だと思います。

比較的に永い年月を付き合っても、治療者は所詮、「行きずりの人」ですから、その個人の人生の、豊かなファクターとして、歴史上にありたいと思います。これもまた、自分の個人史を、患者に写し込んでいるだけなのでしょうが。

第四部　唱える

第85講　「どうせ」再論

「どォうせ一度はァ　あの世とォやァらァアァヘェ　落ちてェ流ァれェエてェ　行く身ィじゃァなァいィかァ……」上原敏が歌う、「流転」の一節です。一九三七年、ボクの誕生の年の発売らしいですが、ボクが出会ったのは、小学三年、田舎の祖父母のところに単身預けられていた時、手回しの蓄音機で、繰り返し聞いたのです。病弱でいつも死の不安があり、空襲で田舎に逃げ延び預けられていた、当時の気分にピッタリで、いまも頭にこびりついています。以来「どうせ」はボクの愛用句になっています。「諦め」を助ける「呪文」です。追い詰められた気分のたびに、この呪文に救われてきました。

一般には、「どうせ」の評判は、芳しくありません。人生相談などでは、「どうせ」を追放するのが大志を達成する姿勢であり、一流の人とは「どうせ」を思うことのなかった人である、との論調が主流です。確かに、成功者と見なされる人には、その雰囲気があります。ボクが苦手とする雰囲気です。また、「法律の条文」「契約書」などの公の文章、「校歌」「応援歌」「論文」「祝辞」などでは、「どうせ」は禁句です。逆に「船頭小唄」をはじめ、歌謡曲には、「どうせ」が溢れています。「どうせ」を言わない酔っぱらい、は滅多にいません。以上を要するに、「どうせ」の禁止は「真っすぐ」のイメージ、「どうせ」の多用は、「諦め」の雰囲気です。

「真っすぐ」から落ちこぼれたり躓いたりした人、を相手にしているボクの職業人生では、「どうせ」を禁句にするわけにはゆかず、多用してきました。そして気がついたのは、「どうせ」は、あることを「諦める」掛け声ですが、「すっぱり諦める」潔さがなく、「グダグダ」した用語であることです。「未練たらたら」の気分が残ります。心が複雑になります。そのことの効用について、自省と臨床観察から、「どうせ」を再考する心境になっています。

「どうせ」で事態に対処すると、「未練」が追放されたり「無意識化」されたりすることなく、意識の辺縁に留まります。「心が複雑」とは、その意です。「どうせ」により脇にどけられた、考えや意欲や欲求は、再登場の機会をうかがいながら、待機しています。カナリアにとって、いまなお「忘れていない歌」なので、事態の変化に際して、即座に歌われるのです。「豊かな備蓄」です。

ボクは治療の現場で、「せっかく」という言葉を愛用しています。発語することもありますが、その何倍も、ボクの思索の中で、視点の転換に役立てています。「予期していない」新たな事態、のある部分を、「どうせ」で脇に置かれていた「豊かな備蓄」、のある部分と、マッチさせるのです。組み合わせが成功すると、一般に「人格の成熟」と評される変化、が生じます。そこから、人生の成功がもたらされることもありますが。当人の悦びと満足は、成功に由来するものではなく、「自己再発見」の安らぎと活力、に由来するものです。

医療とは、オウム真理教のような、その人の、今後の人生全体を改善（？）しようと意図する行いではなく、「どうせ」その人それぞれの人生、へ戻してあげる作業だと考えると、ほのぼのとした安らぎと活力、を覚えます。臨床家の喜びです。

第86講　臨床動作法つまみ食い

臨床動作法の創始者である、成瀬悟策先生との対談記録、が出版されました（『どこへ行こうか、心理療法』創元社　二〇二二）。その校正をしていたら、ずいぶん昔、先生に施術してもらったときの体感が蘇りました。ボクが受けた施術は、体系的に行われている、現在の術式・手順、とは随分違いました。雑談の合間での短時間でしたから、おそらくエッセンスの部分だけを示されたのでしょう。椅子に掛けているボクの身体のあちこちを、人差し指の先でチョコンと触れて、「ここを緩めてごらん」「そう、そう、次はここ」という簡単な施術で、ドンドン身体が緩み、呼吸が深くなりました。「達人」とはこれだ、と魅せられました。この体験をフラッシュバックさせながら、チョット「つまみ食い」的に、再現しようと試みました。

まず、身体の「凝っている」あるいは「痛い」部分を探します。慣れないうちは、布団に寝ての方がし易いかもしれません。次に、「いたい、いたい、いたい、ゆるむ、ゆるむ、ゆるむ」という呪文を、心の中で呟きます。ボクの体験では、三回ずつがいいけど、ご自分の身体に合った回数、を探してください。「いたい、いたい、いたい」は痛みや凝りの焦点を、的確に絞り込み自認・把握する効果です。把握できたら、そこへ「ゆるむ、ゆるむ、ゆるむ」の呟きを、暗示として送り込むのです。実際は、「3＋3」を絶え間なく繰り返します。それで緩むのは、まあ軽症です。ほとんどは、これだけで緩むことはありません。

緩める力は、『「心身養生のコツ」補講50』の第1講、「リラクセーションの工夫と効果」で紹介している、「引力の力」です。引力が痛みの焦点に作用してそこを緩める、とイメージしてください。イメージが上手にできると、焦点やその周辺に、「引力が作用する部分と、作用しえない部分と」がある、ことが認知されます。その感覚を、体感できるか否かが、ここまでの自己施術の習得の成否、を判定する指標です。ここまで習得できたら、次の段階に進めます。

「引力が作用する部分と、作用しえない部分」に注意を維持した状態で、ごくわずか（ミリ単位で）身体の他の部分を動かして、引力が作用しなかった部分」に「引力の力が及ぶ」姿勢を探します。その部分が緩むと、緩みが身体の他の部分（しばしば、半身⇩全身）に波及します。その時点で、局所への注意を放棄し、第一講「リラクセーションの工夫と効果」を仕上げにして、終了です。全行程を通して「いたい、いたい、いたい、ゆるむ、ゆるむ、ゆるむ」の暗示呪文、が途切れることのないよう心がけましょう。

最初に把握した、「凝りの焦点」が、楽になっていることを確認してみるのは、治療上は必要でありませんが、練習の、モチベーション向上につながるでしょう。さらには、きちんと完成した「臨床動作法」、の習得へのモチベーションが高まる方がありましょう。インターネットで、成瀬悟策先生の著作を探してください。さらには、正式に系統的な方式と理論とを受け継いでいる、お弟子さんたちが、今は長老の位置に居られますから、探してみられることをお勧めします。

ボクに似て、好奇心と連想能力の豊かな人は、この「つまみ食い」から、新たな工夫を発案されましょう。それこそは、ボクがこのエッセーを書いた、モチベーションです。各個人に潜在する、創造性の「誘発・賦活」です。

ボクは「早朝高血圧」の持病があります。これは幼児期以来の自律神経失調症ですが、目覚めの直後の高血圧を測定し、次にこの「つまみ食い」をすると、数分で正常血圧になります。毎朝の日課になり、『心身養生のコツ』の「軟口蓋の呼吸法」はやめました。あれは心身の「リラクセーション」法です。ただし、同じ章に紹介している、一酸化窒素（NO）を分泌させて血圧をさげる、「大きく・小さく」は、本物の持続的な高血圧、に対する治療法として、有用です。

第87講　「ありよう」

学生時代に精神分析に魅了され、精神科医になりました。ですから、精神分析的精神療法に凝りに凝って、歩いてきました。だけど、次々に登場する、考え方や概念についてゆくのに飽きました。「その奥、根っこ」に注意が向く「原点指向」は、幼い時からの性向であり、精神分析に魅了されたのも、そのせいでしたから、「発展」には付き合えません。

「境界例」の精神療法をテーマにしていて、「逆転移」の「認識と活用」、が治療展開に不可欠であると知りました。当然の流れで、ロジャースの、「genuineness」に魅かれました。ボクは、その訳語として、「本物」を当てました。他の訳語よりも誤解が少なく、深みがあるからです。そして、精神分析の核は「自由連想」にある、と確信するようになりました。絶え間ない自由連想により、「無意識の在り処と内容」が認知されると、「闇の黒幕」はこれまでの支配力を失い、自由連想界の一員として参加できるようになります。自由連想は豊かで活発になります。

詳しい流れは存じませんが、ロジャース自身は、「来談者中心療法」という「カウンセリング」

から、「エンカウンター・グループ」の活動へ、体重を移していったような雰囲気があります。カウンセリングを、「二人だけの」あるいは「話に登場してきた人々も参加させた」、「エンカウンター・グループ」と位置付けたのかも、と空想します。

飛躍が持ち味のボクの連想は、「自由連想は、一人だけのエンカウンター」と発想します。産まれて死ぬまでの人の一生は、「折り合い・学習」の連続です。学習は、「次の機会に役立つパターン」として保存されます。「財産とゴミ」の山です。それらを意識野に登場させ、「引っ掻き回し・エンカウント」させる、のが自由連想法なのでしょう。そして、自由連想法のコツは、常に「情動」が伴っていることです。そうでないものは、「頭の体操」の効果しかありません。「本物」でありません。

生体活動としての「本物」とは、「からだ・気分・考え・行動・環界」が、絶え間なく「同調・反発・妥協」などを行っている、「不安定な安定」であり、「生きている」とはそれでしょう。人生の「折り合い・学習」で蓄積された、「パターンの山」を引っ掻き回し、「一人でのエンカウンター」を起こす健康法、を考案してみました。『心身養生のコツ』の「雑念散歩」の発展形ですから、その連続として読んで貰うと、理解しやすいでしょう。

それぞれの要素は、一応独立していますが、それぞれがさらに複雑系です。それら全部が、エンカウンターした時、「いまの、全きいのち」になるのであり、通常は、現実の事情で、分離・

孤立しているのです。しかも、これから紹介する健康法は、「意識を向ける」を作業の中心にしますから、「パターンの山」の、極小部分を捉えるに過ぎません。目標とするのは、膨大な無意識水準でのエンカウンターであり、「それを引き起こすための手続き」である、ことを忘れないでください。目に見える「エンカウンター・グループ」の営みと同じです。それぞれの「目次」の内容を、少し紹介しておきましょう。

①「からだ」は、緊張・緩み・凝り・痛み・姿勢・温冷感などが感知されましょう。それをチョット意識しましょう。

②「気分」は、良い・悪い・ゆーつ・元気・退屈・窮屈・のびのび．腹立ち、まあ色々です。

③「考え」は、過去・現在・未来・信念、知識、など、言語の活躍する領域です。ここを意識する際は、「出来るだけ言語に束縛されない」、がコツです。「フォーカシング」の技術が役立ちます。

④「行動」は、行動のイメージが主要ですが、実際に、微かな身体の動き、「模擬」を参加させるのがコツです。

⑤「環界」現実は、いま健康法を行っている状況ですが、時空を超えた、自分のいのちの環界、例えば、家族関係・人種・貧富・人間関係などが含まれましょう。

お気づきのように、それぞれのジャンルは、決して孤立してはいなくて、相互に乗り入れています。それが本来なのです。様々な事情で、相互関係が希薄・解離して、いのちの全き性と可塑性とを、損なっているのですから、「エンカウンター」は、原初回帰作業に過ぎないともいえるのです。実際のやり方に進みましょう。

差し当たり用件の無い、目覚めの布団の中、が最適です。慣れると、いつでもどこでもできます。まず身体の力を抜き、目を閉じ（環界をシンプルにする）て、いまの自分の、「からだ・気分・考え・行動・環界」のうち、注意の向きやすいものに、軽く集中して味わいます。意識され・自覚しやすいところ、からスタートするのは、「いまの自分」の心身の「本物」を把握する方策です。途中で注意が移ったら、そちらに意識を向けましょう。やっていると、①〜⑤のジャンルがすべて登場し、次第に溶け合って、ジャンルの区別がつかなくなります。エンカウンターが生じたのです。「本物」の回復です。登場しないジャンルがあったら、それを登場させようとしないでください。いのちにとっての、何らかの事情があるはずだからです。「無理強いされた・した、の歴史」からの回復、という作業に逆行します。そのジャンルを避けたい「気分」、が感じ取れたら、「本物の把握」、大収穫です。「本物」を把握できると、直後に行う行為に、その「本物」が影響して、これまでとは微かな味の違いが生じます。大切なコツは、言語を介入させないことです。「考え」の支配、に逆戻りするからです。ちなみに、従来の自由連想法でも、言語で描写されたものは、「目次・滓」です（芭蕉がそんな風なことを言っています）。言語描写される前の、「体験」が自由連想の実質です。ですから、「フォーカシング」という技法は、「ハンドル」をつけることなく、ただそれを行い味わっておく、だけのほうが、マニアックでない日常健康法、「インスタント・エンカウンター」です。

以上の方法を行っていて、困ったことに気がつきました。「本物」を発見してそれに準拠する、というこの方法は、「あるがまま」を捉え、それに立脚する方策ですから、森田療法に似ています。ボクは優れた治療法としての、森田療法を認めていますが、良くなった人の多くが、「あるがまま」を口癖・呪文にしているのが、「森田教祖」の乗り移りの味で、馴染めないのです。方法の外側・環界に、指令・支配者が居る構造は、ボクの不自由恐怖症を刺激します。「からだ・気分・考え・行動・環界」に注意を向けて味わう、というボクの方法も、それを施行している指令・支配者、が居るイメージが不快です。「ありのまま」「をしてみる」などの呪文を採用しても、事態は変わりません。あれこれ苦心して思い付いたのは「ありよう」です（『補講50』の第50講「魔法の呪文『これは私だ』」の精錬形です）。この呪文は、その呪文自体が、「ありよう」のなかへ自ずから取り込まれ、融解します。「ありよう、という呪文を使っている、ありよう、と……」、指導者が即座に一員となって行く、生体内部グループの和やかさ、が「エンカウンター・グループ」の、「ファシリテータ」の理想形、を連想させます。実験してみてくださって、相性のいい方は採用してください。自分用に、柔らかな呪文「……」を作られると、もっと自由・自然でしよう。

これを日常にしていると、自覚的には「行き当たりばったり」なのに、外見的には、「一貫した人」の印象になるようです。このパラドックスが気に入っています。

第88講　過剰の中を生きる

ピラミッドなどの遺跡や古墳などは、充分に豊かな文化を伝えてきます。おそらく、我々ヒトの心身は、一万年ほど前には、すでに充分に完成していて、以後はほとんど進化が無い、という気がします。当時の「衣・食・住・コミュニケーション」のレベル、にふさわしいようにヒト種は進化し、調和していたでしょうから、現在の外界構成のうちの、同じレベルには、滑らかに対応できます。しかしその後の文明の発展は凄まじく、昨今の日々の増大は、とても心身にとって、「付き合いきれない」レベルに至っています。

食文化の発展はグルメ文化であり、飽食の日々です。ヒトの生理は、幾多の飢餓の歴史から、複数の対策を備えていますが、飽食への対策は貧弱なので、次々に病が生じます。この事態への対策として、「健康食品」なるものが洪水のように湧き出しています。これも飽食の一種です。衣・住についても、発展の弊害は種々ありますが、コミュニケーションの領域での発展は、もう手に負えない水準です。ボクを含め、文明社会から「取り残された」、と諦めの人々が大部分でしょう。「諦めのみじめさ」からの逃避、としてのパチンコや薬物・アルコール依存や非行・バカ騒ぎ、が増加していますが、どれにも、本来の祭りの高揚はありません。一時しのぎではなく、何とかついてゆこうとして、うつ病になったり、引きこもりという防御策も増えています。賑やかさだけで、価値も魅力も薄れた外界の雰囲気、が統合失調症減少の理由かもしれません。

最も健全な対策を講じる人は、田舎への回帰を試みます。藁葺き屋根に住み、稲作をします。退行であり復古です。それに踏み切る若い人々、が増えてゆくことが「希望」です。しかし、大部分のわたくしたちは、さまざまなしがらみから、そうしたラディカルな行動はとれません。さらに、文化は闇雲に発展している訳ではなく、ある種の人々にとっては馴染みやすい、いや必要不可欠な、自己実現であるはずです。同じような資質を備えている人々にとっては、生き甲斐となる外界なのです。個人の資質は各人各様です。糖尿病の遺伝負因を持つ人、にはグルメは毒です。いま必要とされるのは、各人が、自分の資質に相性の良い外界を選び、その中で生きることです。その選び方の、ちょっとした工夫を考案しましたので、提案します。

健康のためには、安全第一が大方針です、それには「拒否」が基本です。そして、拒否の呪文として、「嫌い」「合わない」を採用しました。実際には「好き？　嫌い？」「合う？　合わない？」と自問するのです。そしてここからが、ボクのオリジナルです。

通常は、「好き？　嫌い？」は、精神や文化への相性を診る問いであり、「合う？　合わない？」

は物品への問いですが、この習慣を、逆転したり混用したりするのです。これによって、外界への拒否能力が高まると同時に、「自己」が確立します。「好きで・合う」もの以外は拒否です。

例えば、アイスクリームを眺めて、「好き？　嫌い？」で「好き」でも、涼しい日なら、「合わない」の反応が内側から湧いてきます。アクセサリーショップで、「合う」けど「嫌い」で買わない、などは皆さん日常に行っているはずです。盛り上がったときの「カンパーイ」は「好き」ですが、口に含んだ際、「合わない」なら、呑み込むのをやめたりしましょう。

それよりなにより、マスコミの広告に氾濫している、健康食品や健康器具や健康法に対して、「好き？　嫌い？」「合う？　合わない？」でテストしてみてください。これこそ「過剰」の典型です。テストしてみると、ほとんどすべてが、「拒否」の対象となり、スッキリします。金儲けの「邪気」、が纏わりついているからです。

実は、この呪文を熟練して欲しいのは、「患者」の役割になったときです。「溺れているから藁を摑む」、では逆効果です。病院や診療所で、絶えず「好き？　きらい？」「合う？　合わない？」を、心の中で呟きましょう。特にお医者さんと接しているときと、別れた直後に、「好き？　きらい？」「合う？　合わない？」で評価しましょう。最後に最も大切なのは、貰った薬を一粒ずつ含んで「好き？　きらい？」「合う？　合わない？」、で評価しましょう。何回かしていると、その薬を評価できるようになります。不思議です。合わなくなったら、すぐに担当医に言いましょう。その時の応対で、担当医を「好き？　きらい？」「合う？　合わない？」の判定がはっきりします。

さあ、最後に、このボクの考えを「好き？　きらい？」「合う？　合わない？」で判定してごらんなさい。練習の第一歩です。自己が確かになります。これは、究極の健康法です。第60講「いのちを守る拒否能力」を合わせてお読みください。

第89講　リラクセーション健康法と真向法

沢山の感激を残して、東京オリンピックが終わりました。この影響で、「運動」する人が増えるのではないか、と心配です。「運動」は、有害刺激を与えることで、潜在する資質の反発力（回復力）を誘発する手続きです。「鍛える」と言います。「身体をいじめる」と言う人さえいます。オリンピック選手の陰に、数限りない「挫折者」のアスリートがいます。「資質・反発力」、の見定めを誤った人々です。良質のコーチに出会えなかった人、が多いのでしょう。生来の資質の乏しい、われわれ凡人は、「鍛える・いじめる」ではない、穏やかな誘発、に止める賢さを持ちましょう。その際、コーチの役をするのは、「気持ちがいい・悪い」の心身感覚です。これを無視した結末の、「健康法の挫折者」も、数限りなく溢れています。

ところで、「真向法」という健康法があります。昭和のはじめに発明された健康体操で、単純に見えて、奥深い効果を秘めています。ボクは、初老期に熱中していましたが、健康法の開発に夢中になるにつれ、遠ざかっていました。久しぶりに試して見て、全身の関節が強張ってしまっている、のにビックリしました。そして、五歳から百歳までに有効な、この健康体操が、なぜ一部のマニアだけの世界になっているのか、を考えました。「真向法」は、あちこちに教室があり、優れた先達（コーチ）の指導を受けると、目覚ましい上達と効果があります。裏を返せば、単純な体操のように見えて、細部に種々の留意点があり、それを心得ずに熱中・努力すると、上達どころか身体を痛める、「鍛える・いじめる」の結果になり、健康を害して挫折する人が多いのです。ボクは、健康法開発の経験から、真向法失敗の勘所が分かるようになりましたので、独習者のための練習のコツ、をお話ししてみることにします。真向法の正式な方法（四つの体操）については、インターネットに「真向法協会」による、丁寧な紹介があります。ここではその部分を省き、ボクの工夫だけを紹介しますので、まず、インターネットで（出来れば本を購入して）、基本を勉強してください。

ボクの工夫の要点は、「安全・着実」です。その方針のもとに、練習を、段階状に構成し、安全のために、「気持ちがいい・悪い」を即座に判定するための、「舌トントン」を導入しました。「舌トントン」については、『心身養生のコツ』をご覧ください。この二つが「コーチ」の機能です。練習段階を、①準備としてのリラクセーション、②寝たまま真向法、③半分真向法、④本格真向法、の四段階にしました。練習の標準は、「起きたとき・寝る前」つまり朝夕、布団の上ですると想定しています。ボクの経験から、その時間に行うのが、最も効果が高いからです。もちろん、いつどこでしても良いのです。大切なのは、①②③④の順番は、初心者から上級者まで、「みんな、常に」この順番を毎回してほしいのです。技術修練の発達段階を、毎回第一歩から追体験することの意義は、広く・深く、ここで論述できませんが、すべての技芸における、大切なルーチンです。むろん、初心者は①②で終了していいわけですが、上達者でも、その日のコンディション次第では、①で十分で②さえやれない、場合があり得ます。「わが身をいたわる」こそ「養生」です。

①準備としての、リラクセーション

準備は二点です、一つは呪文、「骨バラ、バラ、バーラ、バラ。ゆるむ、ゆるむ、ゆるむ、ゆるむ」と言う呪文を、全身の隅々まで届けることです。これはこの健康法の入り口であり、終点です。布団の上に、仰向けの大の字になり、呪文、「骨バラ、バラ、バーラ、バラ。ゆるむ、ゆるむむ、ゆるむむ、ゆるむ」を心の中で唱えながら、頭蓋骨群を含め、全ての骨をバラバラにほぐす気分で、静かにゆっくりとした動きで揺すります。この呪文の眼目は、全ての骨に満遍なく注意を注ぐことができ、それぞれの骨が、勝手自在な、バラバラの動きをできる、段階を目指しています。②以後の動きでは、多くの骨が揃った、動き・回転になりますが、勝手自在な動きのできる個体、が集合してこそ、美しく揃った、全体の動きが可能なのです。マスゲームの美しさの原理です。初歩段階では、大腿骨・寛骨・上腕骨・肩甲骨を、ゆっくり回転させて、身体を開閉するように動かします。さらには、脊椎の個々の骨を、すべて同時に、縦や横や斜めの回転など、種々の方向に、ゆっくりクネクネと回転させます。他の骨も、それに合わせて動かします。「ヤモリ」に変身した気分です。実際に行ってみると、満遍なく注意を配るのは難事です。これまでの人生で、意識されることのなかった骨群、があるからです。足首から先の骨群、と上部頸椎です。

呪文の後半、「ゆるむ・ゆるむ」は、関節すなわち骨同士の接触面、を拡げ・緩めて、可動性を増やす意図です。「勝手な動き」の準備です。布団の上で仰向けになり、心の中で呪文を唱えながら、全身の骨を緩やかに揺すると、足首から先と上部頸椎、に意識が届かず、バラバラも出来ていない、ことが分かります。そこで、全身の骨の動きを止めて、足首から先の骨たちに集中して、呪文を唱えながら、バラバラに動かす、ことを修練してください。案外容易に、個々の骨の、「バラバラ」と「ゆるむ」を獲得できます。

難物は上部頸椎です。これに取り掛かる前に、『心身養生のコツ』にある「舌トントン」を完全に習得してください。「気持ちがいい・悪い」のセンサー、安全を監視する、コーチの機能です。もちろん、足首から先のほぐしでも、「舌トントン」は必要ですが、上部頸椎では特に「安全第一」でなくてはなりません。「自業自得のむち打ち症」の危険があるからです。第72講「『ナンバ歩き』完成」が習得できている人は、この段階は終了済みです。

具体的なやり方をお話しします。両掌を拡げ、それぞれの指の先端だけで、「そ〜っと」頭蓋全体に触れます。仰向けに寝て、両上腕の重量を布団に預けると、掌と指先の力が抜けます。この指先の役割は、意識し難い第一、二頸椎へ、意識を導く援助であり、力の援助ではありません。少しでも力の援助に傾くと、「舌トントン」が止まるので判ります。第一頸椎は「環椎」と言い、丸い輪っかで、頭蓋骨を支えています。頭蓋に指先を置くと、頭蓋との関節面が意識しやすいのです。その意識を保ちながら、全身の骨の「バラバラ」「ゆるむ」をすると、ごく微かな動きですが、第一頸椎の関節面も参加できます。しかし、足と異なり、単独では動かさない方が安全です。第二頸椎は「軸椎」と言います。解剖学の本で形を覚えておくと、動きの時のイメージ作りに便利です。「環椎」の場合と同じ手順で、全身のほぐし活動に取り込みます。

これらの手順の進行は、「舌トントン」と言う警戒センサー、の監視の下で安全に行わねばなりません。さらに、進化・上達しようとする意欲は、意志・意図などの思考に由来せず、内側から湧いてくる、子どもっぽい好奇心に導かれる、のが健全です。それでも、本当に「いのち」が喜んで、いるか否かは不確かです。行き過ぎで害を受ける危険、は好奇心の常です。安全のためのセンサーとして、「舌トントン」を常に並行して行い、「気持ちがいい・悪い」を判定しましょう。その具体例な使用法を、準備段階の体操を例に、お話ししておきます。

ゆっくりした骨動かしの、ある姿勢の時、「舌トントン」が止まり、「気持ち悪い」の反応がでたら、僅かに姿勢を戻して、その姿勢を保持します。ほどなく、その位置でも「気持ち悪い」となりますので、終了して、①のバラバラ体操に戻ります。すぐに、「好奇心・やる気」が戻りますから、以前の終了時点の姿勢に戻してみると、終了時点よりも、関節が柔らかになっており、大きく動かせるようになっていて、嬉しいです。その姿勢を保持し続けて、しばらくして、「舌トントン」が動かなくなったら、その動作の終了です。つまり、再演が終演です。腹八分で終了するのが健全です。別の動きに進みましょう。この原則、「再演は一回」を、②以後も、常に厳守しましょう。「焦りは不健全」「挫折への道」です。

お察しのように、この準備運動自体が、「全身の関節を緩め・気の流れる身体へ」の効果を持っていますので、真向法の一部を満たしています。朝夕の布団の中で、これをなさることは、健康法となります。そして、本来の真向法を次に行いたいかどうか、身体の好奇心に訊いてください。体調の良くないときなど、この準備体操の初めから「舌トントン」が動かないときがあります。心身が、「気持ちが悪い」「今日は勘弁して」、と言っているのですから、すべてお休みにしましょう。「鍛えるは不健康法」です。

真向法に興味の無い方には、この準備運動だけでも、日常健康に役立ちます。その思いから、ここまでの体操を「リラクセーション健康法」と名づけます。『補講50』の第1講「リラクセー

ション の工夫と効果」も参照してください。

なお、この準備体操は、これからお話しする体操の、自分自身の到達段階、が終了後の、その日の整理運動としても行ってください。準備運動の時と、終了後の整理運動とでは、心身の感覚が微妙に違います。「自分の身体」から、「自分が身体」へ、の気分に変わります。

②寝たまま真向法

①で準備が整ったら、真向法原法の四つの体操を、寝たままの姿勢で、順次行います。図19を見ながら、次をお読みください。「第一体操」の要点は、「すべての骨を外回転」です。坐った時の形で、股を開き、足裏を上に向けて、両小指を接し背筋を伸ばします。寝て行うから、簡単です。大腿骨を開き外回転し、全身の骨全てを外回転します。仙腸関節が微かに緩み、両

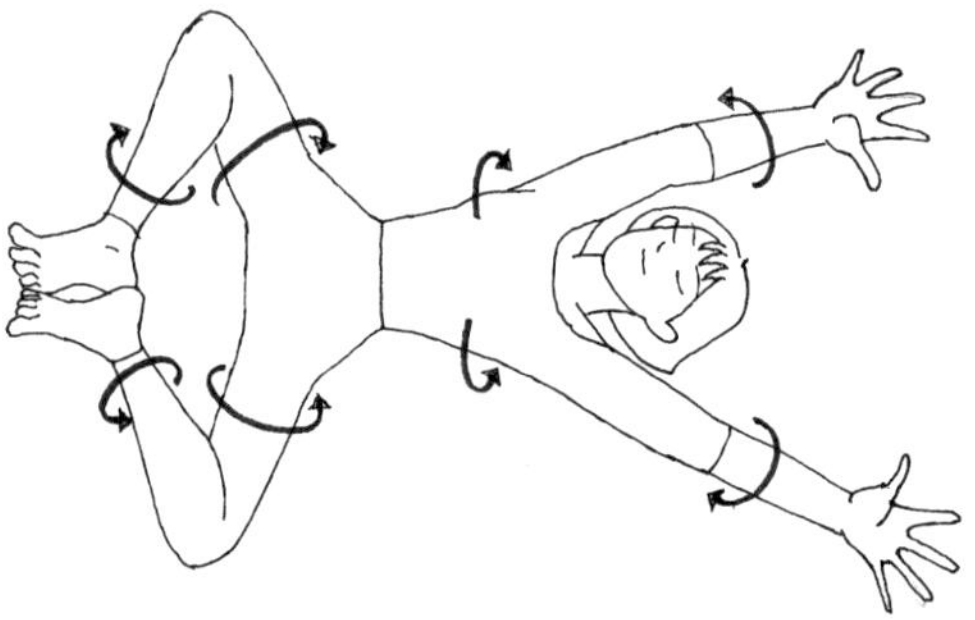

図19

寛骨が仙骨の後側へずれ込む、ような体感が生じると、離れている、床と左右の膝頭との距離、が縮まり、膝頭が床に着く（骨盤が開く）体感になります。両腕は掌を上向きにして、バンザイの形に、肩甲骨も一緒に伸ばします。両踵と会陰との距離が縮まります。当然、脊柱はスーッと伸びます。常に、呪文と「舌トントン」を切らさないようにし、「気持ち悪い」の反応が出たら、チョット戻して保持し、再度「気持ちが悪い」がでたら①に戻って、「再演は一回」をして終了です。

「第二体操」の要点は、「すべての骨を縦回転」です。図20をご覧ください。両下肢を揃えて前に出し、足首を立てます。これを寝て行います。両腕の形は、第一体操と同じです。下肢は、足首を鋭角になるまで曲げると、膝裏が床に着きますが、それを含めて、すべての骨をゆっくりと縦回転です。すべての動作に、呪文

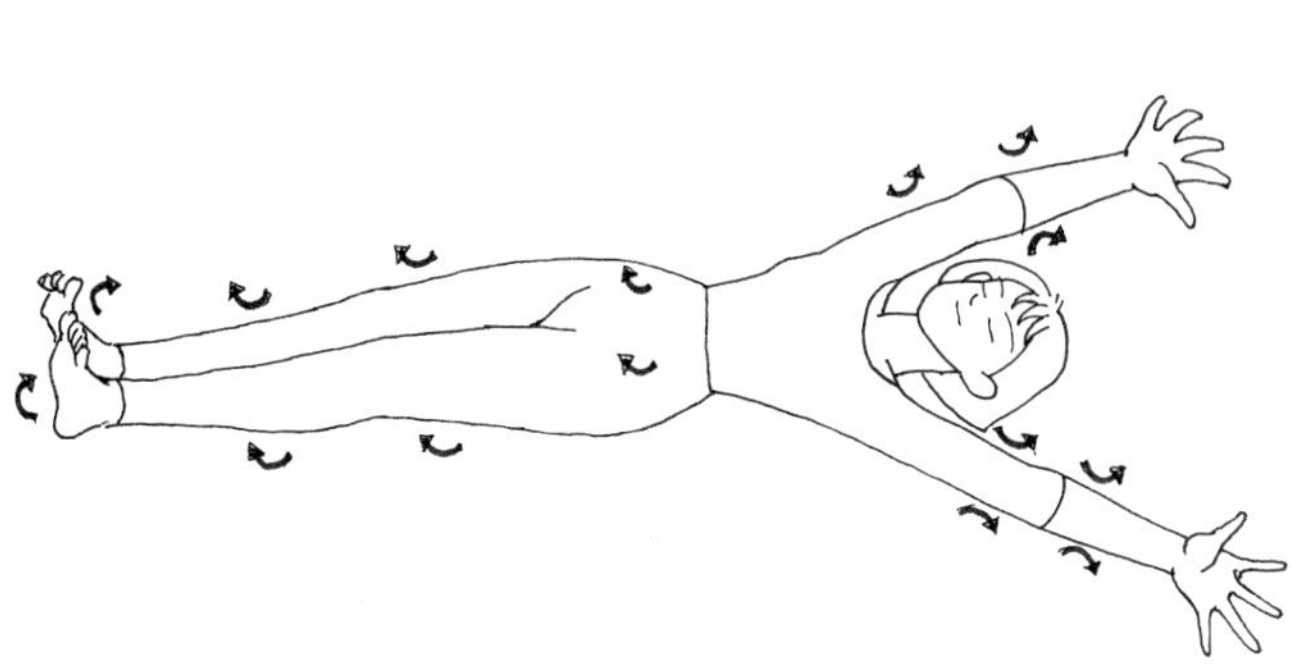

図20

と「舌トントン」を切らさないようにして、「気持ちがいい」限度を守り、限度に来たら、少し緩めて、それも限度に来たら①に戻って、「再演は一回」を行い、進行を確認します。

「第三体操」は、大股開きです。図21をご覧ください。この第三体操の要点は、第一体操と同じ「すべての骨を外回転」です。大切なのは、足首から先が常に垂直であることです。足首が倒れるのが、「気持ち悪い」ことは、「舌トントン」で確認できます。両腕は、第一第二体操と同じです。寛骨が仙骨の後ろへ動くのも、第一体操と同じです。「舌トントン」が止まったら、①に戻り、「再演は一回」で終了です。

「第四体操」の要点は、「すべての骨を内回転」です。図22をご覧ください。形は、「お婆さん坐り」。一、二、三の体操が、脊柱を前倒しなのに、

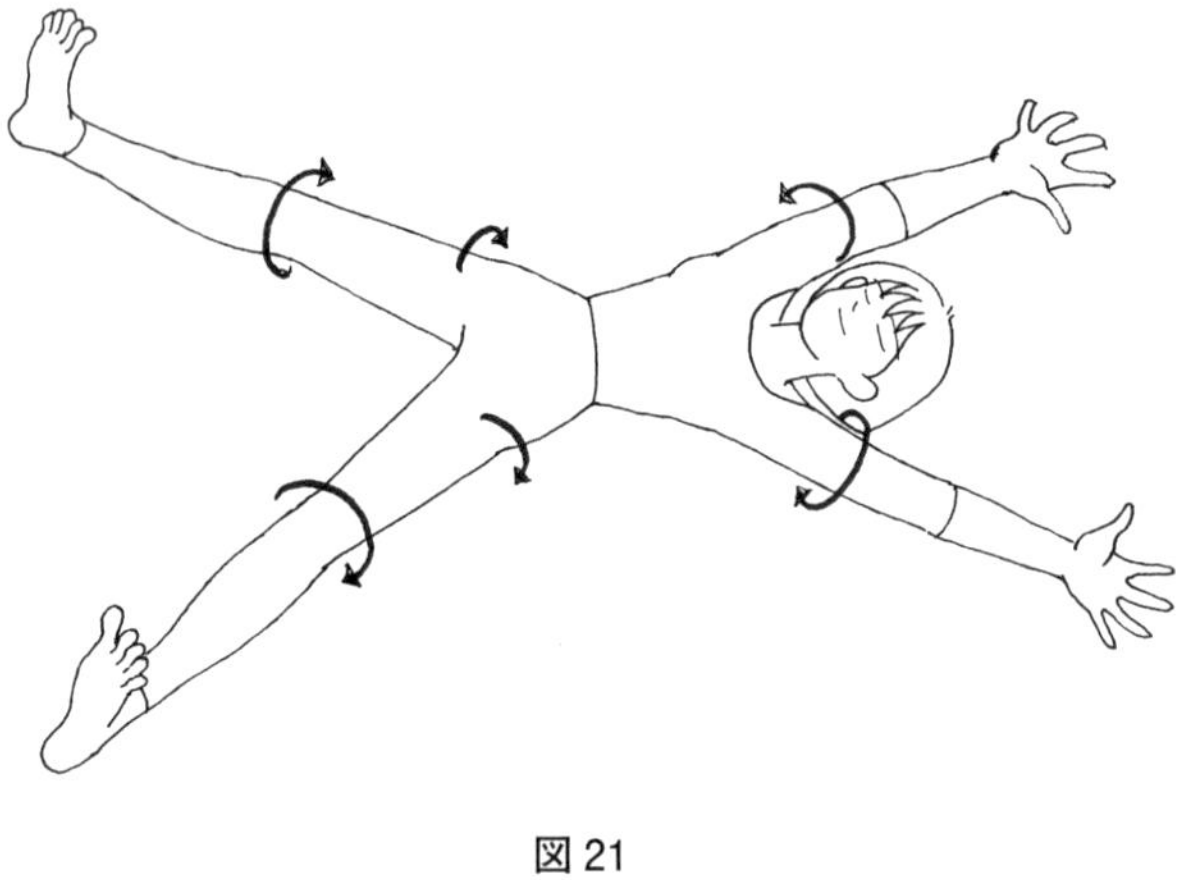

図 21

四は後ろ倒しなので、下肢の扱いが難事です。大腿と下腿の回転も、寛骨の回転も、その他の全身の骨も、前の三つの体操とは逆の、内回転です。総体として、身体の前面を閉じる動きになります。その状態で、「お婆さん坐り」をするには、「大腿骨を始め、全ての骨を内回転」で、これが難事です。上肢・肩甲骨・顔面骨などを内回転して、結果として、「太鼓腹消失・背中開き・小顔」を目標にします。「舌トントン」で①に戻り、「再演は一回」の原則は同じです。第四体操の効果は、上に挙げた三点に加えて、「横隔膜呼吸の上達」「ガニ股の消失」「スリムな立ち姿」などがあります。ボク自身は、「腹腔内脂肪の燃焼」を期待していますが、どうでしょうか。

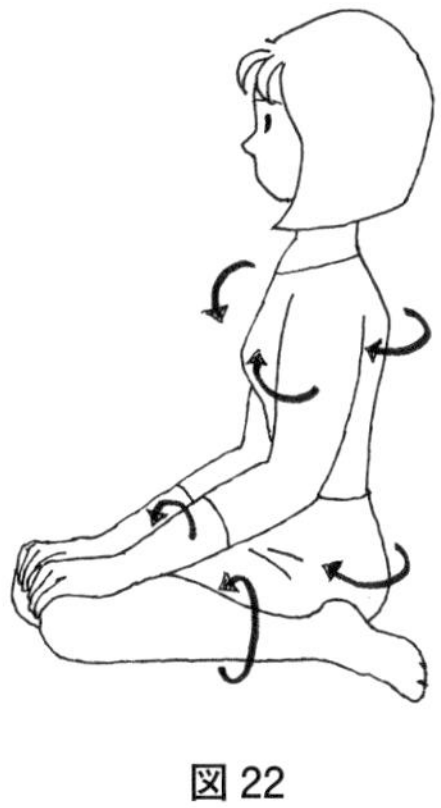

図22

③半分真向法

いよいよ坐位での真向法です。「原法」では、一、二、三の体操では前方へ、四の体操では後方へ、身体を倒します。「半分真向法」では、それらをしません。坐った姿勢が、「整い・楽チン」になるまで、保留です。その理由は、安定した無理のない坐位が整わないうちの、早すぎる身体倒しが、真向法を楽しくない「苦行」にして、離脱の原因になっているからです。しかも、「整い・楽チン」の坐位を獲得できただけで、日常動作、ことに歩行時の腰回りの、「気持ちよさ」が得られます。「楽しく・ゆっくり・健康法」です。

「寝たまま真向法」で、骨盤周辺の動きの感覚が会得できたら、ほとんど同じことを、坐位で行います。要点は「整い・楽チンの坐位」正確には「楽チンの脊柱」です。そのために、この半分真向法での目標は三点です。一つは、寛骨を前方に回転することで、寛骨下縁の床との接地面、の2センチほど前方に、体重の中心が落ちるようにする。二つ目は、仙骨の湾曲が減少して、やや真っすぐの体感になる。三つめは、脊椎の中央を通る中心線が、5ミリほど前方に移動する、です。この骨盤周辺の構造変化が、「本格真向法」の前屈、を可能にします。この骨盤がすでに達成されているのは、第四体操の坐位です。試みに、第四体操の坐位の状態で、前屈を試みると、簡単です。だけど、第四体操は後ろ倒しです。また、第一体操の原法では、両手で足先を摑んで、引き寄せています。これによって、上に述べた重心の位置は、取りあえず達成されますが、真向法の本質からは、邪道だとボクは思います。両手は前方に伸ばした状態で、あの重心の位置を獲得する、のが望ましいと思います。ボクの提案では、「本格真向法」の四つとも、両腕は伸ばした形で、「指の先端がどこまで伸びるか」、を指標にすると、上達の進行を、経時的に測定でき、嬉しいです。「ゆるむ」の成果だからです。

そこからの思い付きですが、布団の上に大の字に寝て、四肢の指先を伸ばす動作で、四肢関節の「ゆるむ」ができます。加えて、脳天と尾骶骨を伸ばす、ことを試みると、脊柱の「ゆるむ」が加わります。結局、深部筋と靭帯のストレッチをしているわけです。さらに、息を一杯吸い込んで、身体全体を膨らますイメージにして、その形を保持したまま、普通呼吸に戻します。程よい、全身のストレッチになります。この状態を三〇秒ほど維持して、あとは、全身ぐにゃぐにゃの整理運動です。全行程を、一分ぐらいに止めます。これを独立して、「風船のストレッチ」と名づけると、寝たきりの人や、真向法などお呼びでない人にも、手軽な朝夕の健康体操になります。くどいようですが、「呪文」と「舌トントン」と「再演は一回」の原則は守ってください。

本論に戻って、「楽チンの坐位」の完成を目指し、その達成までは、半分真向法で我慢です。半分真向法では、四つの体操のそれぞれで、「ヤモリの動き」をするのがコツです。「楽チンの坐位」の、達成具合の測定にもなります。ここまでで、それなりの、健康体と喜びは得られます。

④本格真向法

「楽チンの坐位」での、「ヤモリの動き」ができたら、前屈解禁です。図23をご覧ください。ここでも、「再演は一回」の原則は同じです。第二、第三体操では、膝頭の裏側すなわち屈曲部分が、床から浮いています。寛骨の前方回転と仙骨を立てることで、膝が真っすぐになって床に密着し、足首が鋭角に曲がります。「気持ちがいい」です。日常生活で、脊柱の直立（生理的湾曲は残ります）が楽チンになります。「かのような若返り」です。難物は、「第四体操」の、後方への倒しです。多くの初心者が、身体を壊したり、真向法を諦めたりする、最大関門です。ボクの工夫は、半分真向法をしながら、「いつかは出来るようになろう」、と楽しみに取っておくことで

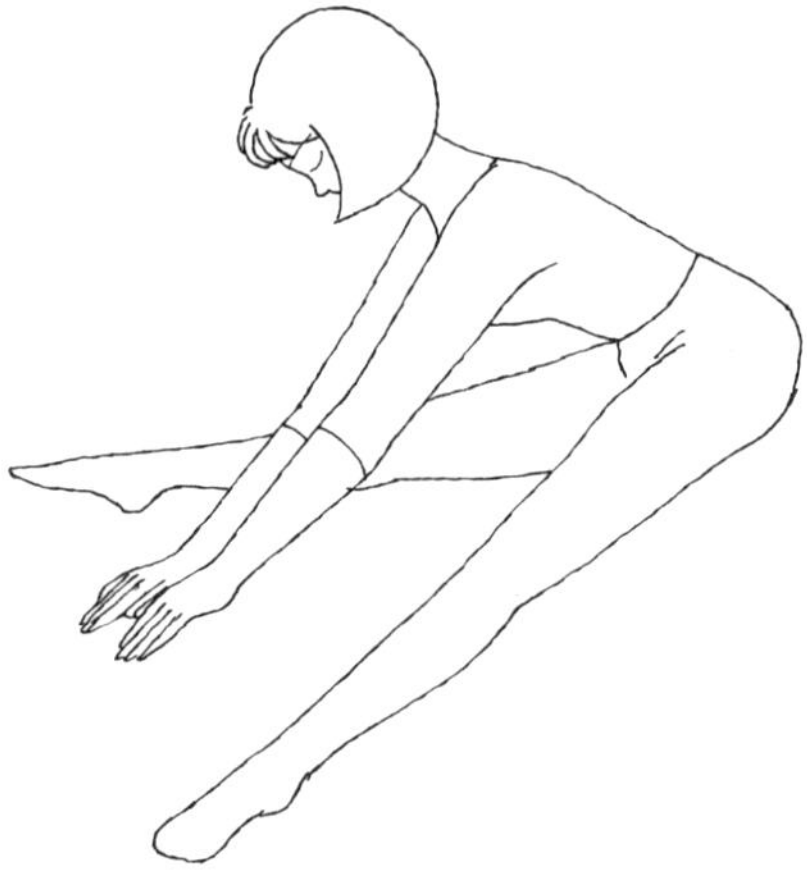

図23

す。そして、直接にお尻が床に着き、体重のほぼすべてがお尻に懸っていて、両下肢（下腿と大腿は内回転をしています）が楽になっている座り方（足首は伸び、足を構成している骨群はすべて内回転しています）が達成され、仙骨から上の脊柱には、真っすぐの感覚と「ヤモリの動き」がえられたら、用心ために、背中側に敷布団を丸めたものを置いて、恐る恐る、後倒しを試みましょう（挑戦などと言う気分、は危険です）。次第に、布団を減らして行き、背中が直接床に着いたら成功・達成ですが、背骨が反って、床との間に空間があるようなら、「まだ早い」です。布団の助けに戻りましょう。脊柱が緩み、ベターッとした、第四体操の後ろ倒しの達成は、特別に「気持ちがいい」です。「極楽」と思ったりします。これまでの努力と工夫の歴史が、十二分に報われた、ドキドキの感激です。この第四体操が最後に置かれている、ことを神秘だと思います。

　最後に、第四体操を達成された人も、毎日①②③④の順に実行されること、をお勧めします。いのちは自然ですから、日々刻々と移り変わっています。「今日はここらで止めて置く」能力、を育てましょう。その時々の心身、に適した活動、が健康法です。

第90講　心身の若返りのトレーニング

「気」はとても分かりにくい、実体の無い概念と思われています。だけど「元気」という言葉には、概念としての実在感と有用性があります。「いのち」もそうです。それらは「心・身」不可分の概念ですが、概念の輪郭が曖昧です。そうした、総合機能としての、われわれの「いのち」が「感知でき」「操作でき」「心・身それぞれの、機能の状態と相関する」ことが、「気の実在」の保証です。概念の輪郭は「曖昧模糊」です。それを用いて、これも曖昧模糊な「若返り」状態を実感しよう、との試みを提案します。一言で言うと「全身の邪気を排出し、いい気と入れ替えて、リフレッシュ」です。

仰向けにX字に寝ます。そして、両掌の「労宮」と、両足の「涌泉」を意識します。この四カ所が「良い気の吸入口」です（図24）。

次は、「邪気の吹き出し口」です。これは全身の全ての「穴」です。軀幹では、尾骶骨・肛門・尿道（女性性器）・臍・それと四肢の十本の指先です。頭部では、「大泉門」と、目・口・鼻・耳、

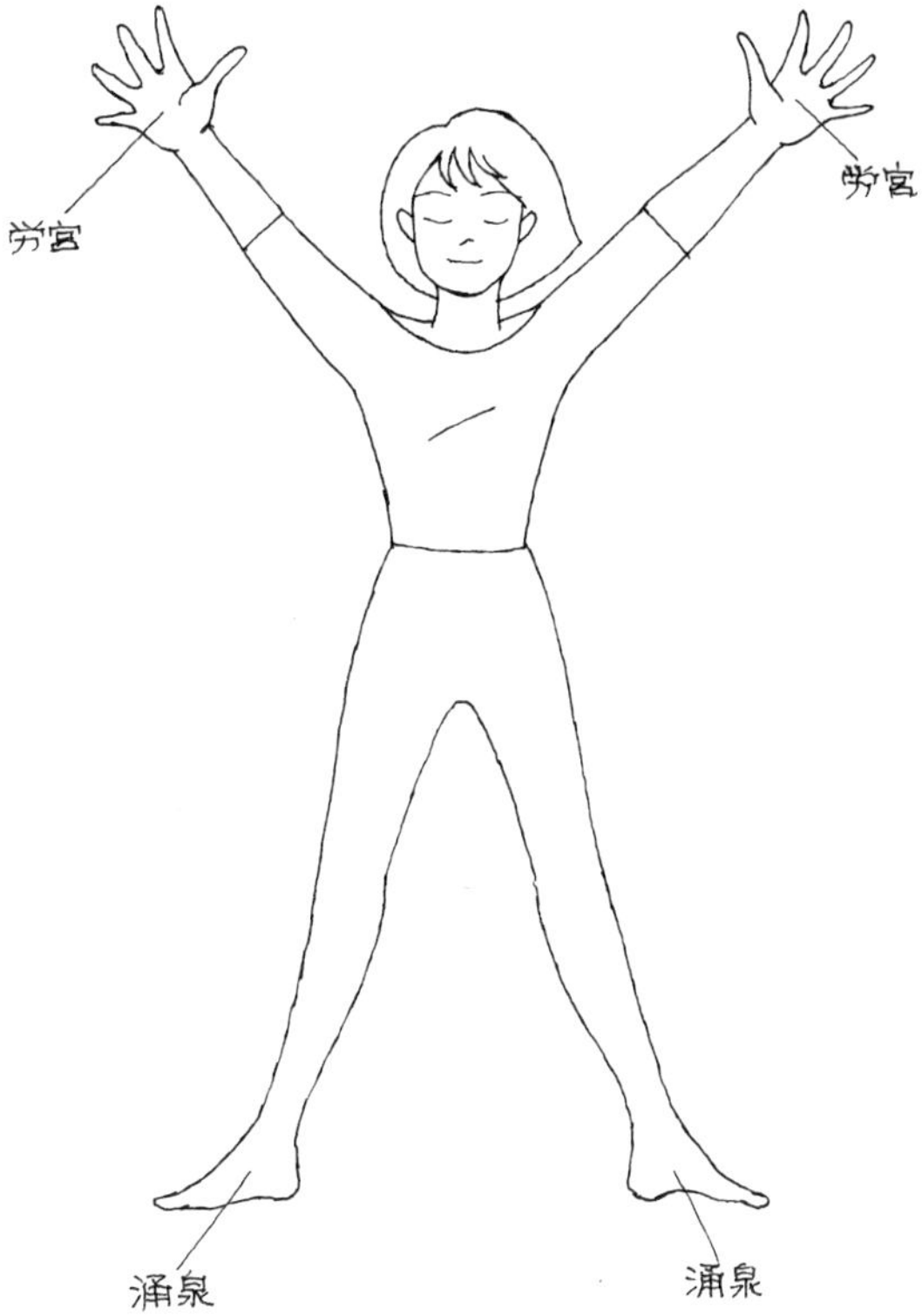

図 24

です。四つの「吸入口」から、「気」を「吸い込む」ことで、軀幹がふくらみ、「大きく」なります。「吹き出す」ことで、軀幹が縮みます。頭部も、僅かですが、四肢と同調して、全身の「大きく小さく」を成就します。以上が基本動作です。この水準でも、「心身がスッキリ」を自覚できますが、以下に幾つかの展開をお話しします。

①「舌トントン」ができる方は、上に挙げた「邪気の吹き出し口」の近くに、指先を構えておくと、「気」を吐き出した途端に、「舌トントン」が動かなくなり、「吹き出し」を止めると、「舌トントン」が動き出します。さらに、気功を続けていると、邪気の濃度が薄くなることも「舌トントン」で感知できます。滑らかになったら「気功終了」です。これは頭部の「吹き出し口」、すなわち「大泉門・目・口・鼻・耳」について顕著です。

②気の「出入り」を効率よくするには、『心身養生のコツ』の「大きく小さく」が充分に行えることが大切です。さらには、すべての「出入り口」が広いことが役立ちます。「大きく小さく」を意識して行う、のを助けるのは、横隔膜・両肩甲骨・肋骨群・頭蓋骨群、がありますが、蝶形骨は特別です。蝶形骨は元々、数個の骨の癒合したものですから、僅かな可塑性があります。蝶形骨を拡げることは、掌・足底、その他の諸々の穴と同じように、大泉門を拡げることになり、期せずして『心身養生のコツ』の「脳を冷やす」を行うことになります。第72講「『ナンバ歩き』完成」も参照してください。

③身体が主体的に行う、「大きく小さく」では、まず四肢・軀幹の動きが、しなやかで力強くなります。「縮む・膨らむ」を精一杯すると、微小筋肉も含めた、全身の筋トレ、の効果があるからです。老人の筋トレとしては、これを毎日するだけ、で充分です。何より、安全です。冬場は、身体が「ホカホカ」します。全てが協調した、統一体としての筋トレなので、「気持ちがいい」です。筋トレとしては、「捻じり」を入れるのもいいでしょう。前後で血圧を測ると、著明な低下があります。「加圧トレーニング」と同じ、一酸化窒素（ＮＯ）による降圧効果も含まれるのです。しかし「邪気排出」を主眼にしてください。

筋トレとして行う場合は、「舌トントン」を行いながら、「大きく・小さく」それぞれで、舌が止まったところ、を極限と見なして、僅かに緩めた状態で維持し、さらに「舌トントン」が止まったら、終了とする、の原則に従ってください。やりすぎは不健康です。

④これまで効果のあった、種々の体操や気功法では、「あくび」が出るのが常で、『心身養生のコツ』には、「あくび」の効用について書いています。ところが、この新しい「邪気排出気功」をしていると、「あくび」が全く出ません。肺にまで到達する以前に、「現場で処理されている」と考えると、嬉しくなります。効果としては、目は、確かに視界の爽やかさが増します。鼻は、通りが良くなります。肛門・尿道・口腔も、何だか良いような気分がありますが不確かです。害はないでしょう。特記すべきは耳です。ボクは最近、おそらく、コロナ・ワクチンの副作用で、

「老人性難聴」が悪化し、家内に「テレビの音が大きい」「話をちゃんと聞いてよ」と苦情を言われるし、診察場面で訊き返しが増えて、困っています。自分なりに種々の漢方を試したり、週一回健康管理をしてもらっている松岡鍼灸院で、「腎虚の経絡治療」「難聴への灸治療」を、週二回に増やしてもらって、徐々に回復過程にありますが、「耳から邪気が排出」の直後は、テレビの音量を僅かに絞れるような気がしています。こんなのにも、プラセボ反応があるのでしょうかねえ。まあ害はないでしょうから続けてみます。

④インターネットで検索すると、蝶形骨をメイン・ターゲットにした整体術、の宣伝が幾つか見つかります。その主張によると、蝶形骨のしなやかさを増強すると、自律神経を整え、脳脊髄液の循環を鼓舞し、いのちの活力を強める、というような趣旨です。蝶形骨は、元々は数個の骨であったものが、胎児期に融合して一個になっており、もちろん、筋肉が無いので、自ら動けるわけはありません、蝶形骨は、幾つかの頭蓋骨と柔らかく接触していますから、それらの骨の動き、正確には、それらの骨を動かしている頭部筋群によって、色々と動くのです。事実としては、蝶形骨は頭蓋骨群で動かされるのですが、本人の体感としては、蝶形骨が頭蓋骨群を動かすのです。整体では、さらなる動きを与える手技、が加わるわけです。ボクは『心身養生のコツ』で、「頭蓋骨を緩める」という手技を提案しましたが、今回、それを精錬した技術にしよう、と思います。まず両手を広げて、頭蓋全体を、柔らかに包みます。そして、絶え間なく「舌トントン」

をしながら、蝶形骨をイメージで捉えて、それを「気持ちがいい」状態になるように、動かすのです（図25）。微かな柔らかな動きです。むしろ、「蝶形骨によって掌が操作され、動かされている」気分、の方が良いようです（第72講「『ナンバ歩き』完成」をお読みください）。どちらにも動かなくなったら終了です。

効果は驚くべきものです。当然、「爽やかな気分」が得られますが、加えて、「大泉門」を含め、掌での操作を受けた、八個ほどの頭蓋骨それぞれの「縫合」部から、猛烈に邪気が噴出していることが、「入江フィンガーテスト」で確かめられます。察知できない縫合部は、指先でチョット拡げるようにすると、邪気が出てきます。ともかく、通常の機

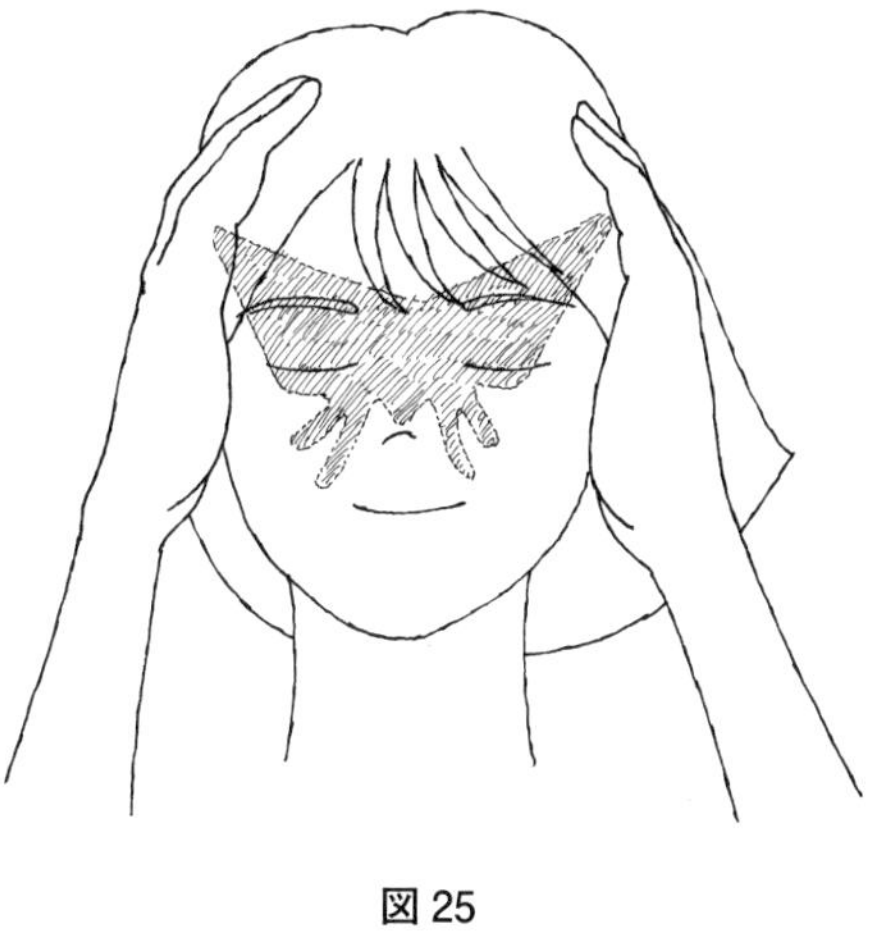

図 25

能では、脳の活動で生じた「邪」、を目耳鼻口と大泉門から排出する、を行っているのでしょう。だけど、「頭が痛い、頭が苦しい、まとまらない」気分の時、つまり緊急時には、縫合部からも、濃いい「邪気」が排泄されます。脳という臓器が、如何に重労働をしているかが思いやられます。「現場で処理されている」の極致です。ひょっとして、アミロイドβの蓄積速度が緩やかにならないかなあと、根も葉もない空想をしてしまいました。

⑤最後に、わざと無視していた、開口部があります。汗腺・皮脂腺などの、皮膚の穴です。これらも、他の開口部と同じ動きをします、するときが正常です。これまでの全てを、ほとんど無意識の動作として行えるようになった人は、皮膚の穴、も加えてみてください。そうすると、身体全体が、海中のクラゲ類の動きと、同質の味わいになります。「進化のプロセス」の退行です。すべての「退行」は、「捲土重来」という、いのちの知恵であることを思うと、健康法の真髄に到達した、と考えてもいいかもしれません。皮膚の穴からの排泄をすると皮膚と肌着が邪気まみれになり、入浴がすこぶる快適な健康法になります。

以上で、体内の邪気の排出を使った「若返りトレーニング」は完成なのですが、この過程で、大変なというか、「眉唾物」のようなアイデアが生まれました。それについては、第101講「『泉の気功』進化」でお話しします。

第五部　治る

第91講　エビデンスを巡る連想

もう半世紀ほど前、「二重盲検法」という方式を、はじめて聞きました。実験者も被実験者も、本物の薬と偽薬とを知らされないで、コントローラだけが知っている。それによって、薬効を確かめる。しかも、そのプロジェクトの全構造を、実験者・被実験者は知らされており、契約・承認の下での実験である。これは、望みうる、最も「公明正大」な手続きだ、と感銘を受けたことを覚えています。当時、医学研究に供されている動物、が哀れで仕方なかったせいでもあります。「知らされた上での契約」では、その哀れさはありません。だけど、精神科の臨床現場で、対等の契約関係を結べるのは、とても軽症の患者だけだし、さらには、この種の実験に自ら参加する、被実験者の動機に、病からの解放よりも、謝金欲しさがあれば、実験結果は、その影響を受けるんじゃないかなあ、などと思った記憶があります。

最近、エビデンスという言葉が氾濫しています。ついつい、昔の連想を思い出します。多くの例は、実験の主役である当該薬と対照薬と偽薬（プラセボ）の、三者の比較の形です。投与する医師も、投与される患者も、「無知」のままですから、「二重盲検法」方式のようです。さらに、この実験方式治療が行われていることを、患者に「知らされた上での契約・承認」、の下で行われているのでしょうから「公明正大」です。しかし、実験状況であることを「知らされている」ことの効果が、病状の悪化、実験からの離脱、もしくは、逆らえない弱い立場だから仕方ないと諦める、などを引き起こす、特殊状況となるかもしれません。つまり、実験動物よりも、随分歪んだ母集団になりましょう。さらに、診療料金はどうなるのでしょうか。まさか、謝金は払わないまでも、無料診療であるとしたら、それも治療効果に影響するでしょう。

さらに気がかりなのは、実験治療をしている、治療者と患者の、こころの内です。目の前の患者は、自分がケアする病者であり、同時に実験対象であり、加えて共同実験者です。当該薬と対照薬と偽薬の三者のいずれを、投与し・されているかの疑念・好奇心は、二人が共有する関心事でしょう。共同実験の構造の中で、最も共感・共有できる、健康な心情部分です。ここで、患者の心は分離します。一つは実験者であり、一つは実験対象です。この構造は、市販薬を自分で購入して飲んでいる、ときと同じですから、自立した個体です。それゆえ、病む者の特性として治療の場に生じがちの、「退行・依存」への希求は、「解離・抑圧」を使って処理されます。その処理能を欠く患者、の多くは、実験計画が提示された時点あるいは実験の途中で、脱落しましょう。他方、治療者は、患者の心の処理能に同調し、共同実験者の部分と同盟しますから、自らも同様の、「解離・抑圧」の処理を行い、「哀れみ・慈しみ情動、を意識野から排除」、の治療関係が成就します。「感情移入の排除」「冷静なこころの維持」「主観の排除」が生み出す「平和」です。

「エビデンス重視」と「診断の規格化」とは、「鶏と卵」の関係にあります。ともに、主観の排除の工夫です。「臨床の科学化」と称賛されています。理想的に完遂されると、臨床現場での、患者の「生の感情」は、「関係構築・展開のためのチャンネル」ではなく、データとして、「観察の対象」扱いとなります。この方式が、最終的に目指すのは、患者自身がキーボード操作で、「症状・苦訴」を入力すると、あらかじめ、詳細な個人情報を、マイナンバーで把握しているAIが、必要な検査法を指示する。患者は、検査センターで指示の検査を受け、即座に、エビデンスに基づく治療法、をAIが指示するという、完璧な、「客観性ユートピア」でしょう。

残される不安は、医療の起源が「シャーマン・ドクター」である、という歴史です。「退行・依存」の受け手の機能です。保健医療からはみ出した、施術や健康食品などの興隆、が流れを示唆しています。他方、医師という人生を選んだ動因として、「癒し人」すなわち「シャーマン・ドクター」願望、を持つ人は、「解離・抑圧」を維持する息苦しさ、に耐えられず、うつ的⇩逸脱行為というアクティング・アウトへ導かれます。医師が関与するスキャンダル、が増えている気がします。客観性の科学を追求する医学は、政権を取るのではなく、「シャーマン・ドクター」がひき起した（している？）さまざまな弊害を、チェックする、「監査役・相談役」として、睨みを利かすという地位、に留まるのが、発祥の歴史を踏まえた、分相応のありようだと思います。昔、「精神療法を二重盲検法で検証する」、というブラック・ジョーク、を発想したことがあります。もっとも、最近、「科学」についての哲学論議が盛んになりつつありますので、事態は、新たな展開を見せてくれるかもしれません。

そうした、未来への不安と期待はさておき、現状に戻ると、すでに得られているデータに示されている、「プラセボ」への反応が、使われず捨てられている、のが、とてもモッタイナイと思います。「偽薬」でなぜ効果が出るのかについては、昔から、色々と推察されてきました。近年「副作用」についても、「ノセボ効果」として考察されるようになりました。大規模の臨床研究では、豊かなデータが採られますから、「プラセボ効果」「ノセボ効果」の、さまざまな種類について、それを起しやすい患者の特性について、これまでよりも説得力のある詮索、が可能でしょう。それよりなにより、大集団での臨床研究では、沢山の治療者が参加していますから、両効果の「頻度・性状」と「個々の治療者の特性」とについて、素晴らしい「詮索・研究」が難なく行えるのにと、いぶかしく思います。先に述べました、AI主導治療が完成すると、大切なチャンスがもう失われます。モッタイナイです。

以上、時世に取り残された老生が、何とか流れに参与しよう、としての連想でした。稿をまとめるにあたって原田誠一先生のご助言を頂きました。ありがとうございます。

文献

辻敬一郎「プラセボ効果とノセボ効果　メンタルクリニックでの薬物療法・身体療法の進めかた」六二―六八頁『外来精神科診療シリーズ』中山書店　二〇一五

第92講　ＥＢＭ雑感

精神科医として駆け出しのころ、理論書を読んだり、先輩の指導を受けたりしながら、「精神療法のつもり」へ、に熱中していました。当時「境界例」と呼ばれていた、複雑な病態を相手でしたから、効果が上がるはずはなく、組んず解れつの、格闘の日々でした。患者の状態は改善せず、治療者である自分自身の行い・在りよう、を反省することの繰り返しでした。自身の精神病理の起源を、成育史と照合し検討することは、小さな内部革命でした。「精神療法で患者は治らなくても、治療者は必ず治る」。そのころ、自嘲を込めて拵えたアフォリズムです。そこから、精神病理学や治療技法論が作られるのでは、「やらず、ぶったくり」だと、思ったものです。

最近、「心的トラウマ」が話題となるようになり、思い出記憶にある、自分自身の「小さな内部革命」のことが、浮き出てきました。あの時、照合・検討の対象となったのは、自身の成育史における、トラウマとその処理法でした。トラウマ自体よりも、処理法の硬直化がテーマとなり、処理法の再検討・縮小・柔軟化・多様化、が自己治療法でした。「反省の活用」です。

技術の進化の過程は、「試行錯誤」です。すなわち、「課題との格闘と反省と自己改革」を必須とします。それは、治療に限らず、あらゆる技術分野において、普遍的でしょう。功労者・達人・名人の個人史は、失敗の繰り返しと廃材の山であるはずです。名医も同じでしょう。ただし医療では、廃材の位置となる対象が、人である点が異なります。

治療の失敗と反省、が治療者の技術の精錬となり、次の患者を救います。しかし、多くの場合、反省の起源となった患者その人、には還元されません。治療という生業を選択した人の、「初心・初志」は、その事実を消去できません。救助を求めてきた人にトラウマを与えてしまった、との自覚は、「加害者になった」というトラウマとなります。人を廃材扱いにはできないからです。「被害者だ」とのトラウマは、「時による減弱」を受けやすいですが、「加害者だ」とのトラウマには「時による減弱」は起こりません。可能なのは、「抑圧・加工・棚上げ」など、要するに、「遠ざけ」の工夫です。

名医と呼ばれる人々は、「けしかけ」に類する助言よりも、「戒め」に類する教え、を頻発します。その多くは「加害者としてのトラウマ」すなわち「罪業感」に起源するのかもしれません。自分と同じ罪を犯す人、同じ被害を受ける人、を減らそうとすることを、せめてもの「贖罪のよすが」としたいと願っておられるのかもしれません。

ボクは、そうした先入観で、ＥＢＭの興隆を眺めています。「戒め」の体系化です。その先入観で眺めると、ＥＢＭを、意気揚々と明るく喧伝する風潮、にはとてもついてゆけません。「戒め」の体系を作らざるを得なかった名医たちの、「切々たる贖罪感」、が運動の根底に流れているとの、起源を無視して、明るい「けしかけ」として受け入れると、「元の木阿弥」の被害者を生み出し、ＥＢＭに適合しない病者、を廃材にするという、「歴史は繰り返す」になるのではないかと、「老婆心」を抱く日々です。

第93講「治療同盟」再考

精神分析的精神療法、を熱心に行っていた時期がありました。精神分析治療は、一般医療をモデルにしていますから、治療者と患者とは、一般社会の、「治療という共同作業の契約」の関係です。ただし、病人は困っている弱者ですから、治療者の側に、「倫理的規範」が要請されています。それらは、通常の契約関係でも普遍的な構図です。精神分析治療では、あらかじめ、「審査分析」という予備テストで、契約関係が可能な人か否かを判定して、分析治療の契約を行うかどうか、を見定めていました。そのせいで、治療作業を行う協力関係を、「治療同盟」と名づけて重視していました。ところがボクは、深刻な愛着障害（「境界例」と呼ばれていました）に苦しんでいる人を相手にしていました。愛着障害を抱えている人は、当然、「関係の病」が中核にありますから、通常の契約関係が不可能です。あえて引受けることは、「歪んだ契約」でのスタートト、になります。実は、「健全な治療同盟」を確認してスタートしたはずの治療でも、「関係の病」が隠れていたり、侵入してきたりする流れは、普遍的であり、その歪みを抽出し相互観察する作業、がしばしば、精神分析治療での中核となるし、理論の精緻化・深化をもたらして来ている歴史があります。ましてや、はじめから「歪んだ契約」でスタートした場合は、事態は初めから、テンヤワンヤです。

「健全な治療同盟」でスタートしたのち、「関係の病」が顕在化した場合には、残存する「健全な治療同盟」、に呼びかけて、「関係の病」を対象化する、ことが可能です。「転移解釈」という治療技法です。ところが、「深刻な関係の病」と関わり合っていると、治療者の側に潜在していた、こちら側の「関係の病」が、「誘発」されます。誘発されないように努力すると、「無関心を堅持」という、更なる「関係の病」の誘発となり、一層複雑な、治療者自身の「関係の病を巡る混乱」の発露となります。「逆転移の病理」と呼ばれています。それゆえ、「教育分析」が、必須のトレーニング課程となっています。あらかじめの、心の精錬です。

そうした、「お行儀のよい」コースを嫌って、「誘発された関係の病」は響き合いなのだから、ポジ・ネガの間柄にある、患者の「関係の病」を認知し、それをもとに、互いの「歪み」のエネルギーを治療に活用しようとする、「逆転移の活用」という、反主流、「恐るべき子ども」のグループも生まれました。その人々は、他の心理療法流派とも相互交流をする傾向があり、ボクもその流れの中にいました。

月日が流れ、ボクの職業生活形態が、精神病や身体病や雑多な患者、を担当するようになるにつれて、病も健康をもひっくるめて、すべての「いのち」を支えている、「自然治癒力」に関心が移ってきました。そして気がつきました。一般医療は、「病因」を探し出し、それを除去する方策、を考案するのが手順です。個々の「病因」は、輪郭のはっきりした概念です。それに対処する「治療」も、輪郭がはっきりしやすいです。精神分析治療も、同じ治療姿勢を取り、ひたすら「病因」の探索と明確化を追求します。しかし、「この世は千差万別」「人はそれぞれ」ですから、一般医療の手順、に倣うのは無理があります。「病因」を探索・抽出する手順よりも、「対処している」「人それぞれの自然治癒力の働き」を察知・抽出するほうが、容易である、なぜなら「自然治癒力」の働きは、不幸せになっている「いま・ここ」に「対処活動」として、すでに発露しているはずだから、と考えました。しかも、その姿勢は、「治療操作」に直結します。その人に「相性の良い」、治療作業ができますから、既製品でない、目の前の患者向きにに誂えた、「治療同盟」が作成できます。何のことはない、ありきたりの「客商売のコツ」です。「その人の個性を察知・抽出しそれに合わせる」、というこの方針は、とりわけ、「病因」が多種多様な「臨死臨床」の現場に最適です。

この素朴な治療論にたどり着いて、ボクは、最重症の精神病の興奮状態でも、「個性」すなわち「自然治癒力」の発露、を探索する作業に集中するようになりました。その工夫のあれこれを、「症状から考える」と題して『補講50』第32講に紹介しました。振り返ると、この診療手順は、別名「治療同盟の作成法」です。

第94講「オンライン面接」に想う

新型コロナ禍により、遠隔治療が余儀なくされています。精神療法の分野では、「オンライン面接」が行われるようになり、経験や考察が、盛り上がっています。この機会に、老生の思い出を語っておくことが、いくばくかの寄与となるかと思います。ノンバーバル・コミュニケーション、についての模索の足跡です。

六十年ほど前、駆け出しのころ、面接の場での表情・姿勢・音声に凝っていました。学生時代、寄席の演芸に嵌っていたこととの連続で、芸としての面接技術、を目指していました。まじめに懸命に練習していた、微笑ましい記憶です。当然、患者の表情・態度・音調、などへの感知も鋭くなり、診断技術の上達に繋がりますから、まあ、無駄ではなかったのです。

そのころ、統合失調症（当時は「精神分裂病」）の病因として、「ダブルバインド」が話題になっていました。その際に例示されていたのは、「言葉では受容的で、態度は拒否的」という場面だけで、逆の構造は無いことに、違和感がありました。寄席芸では、逆の構造、例えば、親密な雰囲気態度で、「行くとこないから、仕方なく来たんだろう?」と語り掛けるダブルバインドは、客の心を引き付ける、お決まりの芸です。同じ芸を、「アル中」と呼ばれていた嗜癖患者、の治療を行っているベテランの精神科医の、ほとんどが行っていました。暖かい親密な雰囲気の態度で、「お前さん、死ぬまで飲むのかねえ」「俺の顔を立てて、チョットぐらい減らそうという気にならんのかねえ」、などと語り掛けておられました。そこからボクは、「関係はノンバーバル」と結論して、診断・治療の技術に取り込みました。「不言実行」という標語を援用して、「緘黙状態」の患者とも関係は可能だ、と工夫したのは懐かしい思い出です。

精神分裂病は、ダブルバインド状況で混乱するのだから、「統一の関係を請い求めている」と考えて、「精神統一病」という病名を発想し、患者に、どちらが自分の病名としてピッタリするかを問うて回り、ほぼ全員の賛同を得て、嬉しかったことを思い出します。後日「統合失調症」と病名変更になりましたが、「分裂を保持できない苦しさ」という、患者自身の内側の体験記述として、「精神統一病」は捨てがたいと思っています。ボクは、統合失調症の人と話すときは、関係を「静かな暖かさ」に保ち、言葉は事務的な用件の伝達、契約関係のやり取りの雰囲気にして、関係の「統一」を図っていますし、社会復帰に際しての、患者の対人スタイルの「モデル」として、取り入れてもらうように、心がけています。閑話休題。

半世紀ほどの臨床修練の課程で、ボクは、関係の指標である、ノンバーバル・コミュニケーションの性状を、「醸し出される雰囲気」で把握するようになりました。自覚的体験記述では、「相手のいのちからの気が、わたしのいのちに届く」です。結果として・ノンバーバル・コミュニケーションは「気の社交ダンス」で、それを「空中の目」が観察している、構図です。

そこへ、「オンライン面接」が登場しました。ボクは、電話での「遠隔面接」には、永年の経験があります。ＺＯＯＭでの対話は、最近三回ほど体験しました。その体験から、「オンライン面接」について考えています。多くの論者が取り上げておられない、視点があります。①生の面接では、アナログ情報が行き交いますから、生体と直結します。オンライン面接では、デジタル変換されて届きますから、生体とのなじみが悪いはずです。②電波は超速であるとはいえ、僅かなタイムラグが生じます。生体がそれを感知しない、と思い込むのは愚かです。③ＺＯＯＭを使っての対話では、カメラを微調整して、互いの視線を合致させようと工夫しますが、あくまでも、「かのような」合致です。「視線恐怖症」の人に確かめてもらうと、僅かな差を教えてくれましょう。

つまり、ノンバーバル・コミュニケーションを、「気のやり取り」『気の社交ダンス』のレベルまで精緻化して考察すると、オンラインでの「コミュニケーション」の貧困、はかなりのものになりましょう。ボクは、「電話での気を用いての整体で、ギックリ腰を治す」ができますから、「オンライン面接」でも、ノンバーバル・コミュニケーションは生じてはいるのでしょうが、生のそれとは、格段の質量の差がありましょう。バーバル・コミュニケーション優位、に傾きましょう。それを考慮しての、技法の工夫が必要です。

以上はまあ、悲観的な連想群でしたが、二つの期待を、お話ししましょう。①多くの論者が、生のノンバーバル・コミュニケーションにおける雰囲気、の相互関係を取り上げておられないのは、ひょっとして、ノンバーバル・コミュニケーションについての感知、が鈍いからかもしれません。もし、そのような方があったら、同一のクライエントについて、二つの面接を比較体験して味わう、ことが最良の感受性訓練の機会になるでしょう。「気の社交ダンス」へのいざないです。「ピンチはチャンス」です。②ZOOMを使っての面接では、カメラで自分の映像を眺めながら、進行することができます。ボクは初心者のころ、自分の面接を録音して、聞き直したことがあります。また、いまでは、患者が希望すれば、面接をスマホに録音することを勧めています。振り返ることは、体験をさらに生かすことになります。ZOOMでの面接では、いくらかのタイムラグはあるとはいえ、ほぼリアルタイムでフィードバックが行われ、しかも、それが相互に影響を受けながら、次の言動が選択されるという、目くるめく関係が展開し続けます。前代未聞の治療構造です。ここから、未知の発展があるやもしれません。それを見届けるまで生きていたい、と夢想します。

第95講　制圧と活用

コロナ禍で社会生活が頓挫する事態、を眺めていて、「ウイルスごときに、生体が制圧されるとは情けない」、と思いましたが、ウイルスは次第に弱毒化して、生体と共存するようになるのだと聞き、ワクチンによる予防も、似たようなものかなあと連想しました。連想を続けるうちに、単純なシステムと複雑なシステムとの、「制圧と活用」の相互関係、を思いました。複雑なシステムは単純なシステムに遭遇して、それを制圧しようとします。あるいは取り込んで、己のシステムの複雑化を増す形で、進化します。進化の過程で、取り込みに成功した機能部分は肥大します。生物の進化の過程がそうであるだけでなく、社会組織や法律体系の進化の過程も同じです。「取り込み・同化・妥協」が失敗すると、複雑システム自体の崩壊です。生物進化の歴史はその証拠の山です。

「制圧と活用」のドラマは、通常、複雑システム側の主導で進行します。単純システムによって複雑システムが破壊される場合も、戦争や災害などの場合を除くと、複雑システム側の抗い活動が見られます。典型は「革命」という事件です。革命政権は、前政権の複雑システムの大半を継承し、新たな複雑システムを構築しますから、「せっかちな進化」の類です。

既存の複雑システムの大半を制圧・破壊する、「タリバン政権」は、国というシステムの死、をもたらす危険があります。「元も子もない」です。すったもんだの末に、結局、歴史的視点からは、「修正主義」と見なされる国体システムに落ち着きます。生物進化も、同じ過程をたどります。以上から、一つの原理を想定してもいいでしょう。「複雑システムが単純システムを取り込み活用する成り行きは好ましく、単純システムが複雑システムを制圧する事態は好ましくない」。つまり「平和主義」「修正主義」です。

複雑システムの構造は、進化の時間過程を層構造で記録しています。法律体系では、憲法が根幹をなしていますが、さらに底層で、自然法と呼ばれるものが支えています。そして、修正主義、別名「活用」に際しては、できるだけ、表層での「取り込み・同化・妥協」、で済まそうとします。システム全体を根底から変化させる、「革命的」変更は避けようとします。やむを得ない「保守性」です。

以上の論をアナロジーとして、治療活動に当てはめることができます。人間は奇形生物ですから、犬猫の治療を例にして、考えてみます。

「病」とは、生命体という複雑システムの機能不全です。資質と学習成果とで作られた、「処理システム」の適応不全、すなわち複雑システムが単純システムを活用できず、逆に制圧されている状況です。適応不全の原因となっている単純システムは、①状況、②物質、③システム構成の欠損、の三種であり、それぞれが互いに、「因・果」の絡み合いとなって、適応不全をもたらします。①②③のうち①がもっとも表層であり、この領域に注目して機能不全を軽減させる治療、が複雑システムに優しい処置です。なかでも、最表層は環境の変更です。休養・転地、などです。それらが成功すると、成功体験が複雑システムに取り込まれ、活用されます、「学習」です。ヒトでは、この学習の能力が豊かになっているので、それを用いての状況の変更が大きく、「考え方を変える」「対処法を工夫する」のは、状況の変更です。「精神療法」の本質は、動物と連続しています。「宗教」も同じです。この表層部分の工夫で複雑システムを援助するのが、「治療・援助」の本道、と見なされるべきです。高度に複雑システム化された精神療法や宗教も、生命体（いのち）に比べると単純システムです。複雑システムが、それら単純システムを活用するのは好ましく、単純システムの方が生命体を制圧するのは好ましくありません。

表層である、①段階での治療では不十分なときに、②が採用されます。まず有害物質の除去です。それは①と同じ論理です。次いで有益物質の追加です。その場合に複雑システムが最も活用しやすいのは、複雑システムが求めている物資です。栄養物がそうです。次は、民間薬や漢方などの天然物です。それらは、やや複雑なシステムですが、「いのち」に比して単純であり、「いのち」が活用しやすく、制圧される危険は、多くはありません。それらに比して、科学が生み出した薬物は、天然物由来のものを含め、「いのち」を制圧する意図で、創生されています。正確には、複雑システムのある部分を制圧し、その成果を複雑システムが活用する、ことを意図するという二段構えです。この二段構えが、事態を複雑にします。複雑システムとは、調和共同体です。ある部分の変異は、全体と関連します。システム全体に、切ない調和の作業、があるはずです。そのせいで、共同体の一部を制圧することが、システム全体を制圧する意味を持つかもしれません。結局、薬物使用によってもたらされる状態変化は、システム全体の反応であり、薬物の制圧結果を活用しようとする、生体システム全体の成功や不成功、をも反映しています。隔靴掻痒の感があっても、薬物の効果は、システム全体の変化として、間接的に推定するのが正しいのです。「効果」「副作用」はその謂いです。

③は外科手術で代表される、単純システムによる、生体の一部への制圧です。その制圧の成果を、複雑システムが活用するのですが、侵襲が大きいほど、活用のプロセスには時間と変転が必発です。①②の援助が必要になる場合が多いのです。「手術は成功したが、患者は死んだ」は単なるジョークではありません。

治療は制圧と活用のドラマですが、究極のところ、「いのち」という複雑システムが活用できるか否か、が眼目です。それを判定し推測する手順、の一助として、生体の「気持ちがいい」

「気持ちが悪い」を使うことを目論んで、「指テスト」その他の手技を、『心身養生のコツ』に書きましたが、それを含め、治療という介入に際し「制圧と活用」の行き交い、を心に留めて臨床観察をしてくださるよう、お願いします。

第96講　因果応報

コロナ禍の状況とワクチンの副反応で、抑うつ気分が続いています。そのせいで、永年思い悩んでいる、人類の因果についての連想、が心身に迫ります。「農業の罪」と「少子化の勧め」です。まあ単純素朴な連想です。

地球上のすべての生命体は、総体としてのフィードバック・システムのなかにあり、一つの変異は他の変異へと、波及・連鎖します。進化の歴史を、遠くから眺めると、連鎖による、「揺らぎながらの総合」です。繁茂した植物は、その繁茂の特性が、環境変化に対応できずに衰退します。衰退後の空白に、新たな適合する種が繁茂します。そうした栄枯盛衰で、多種多様性が生じたのでしょう。「住み分け」も同じ原理で、寄与していましょう。

動物の世界では、フィードバック・システムが顕著です。環境や植物や他の動物を、自らが生きるための外界条件としている動物は、それら環境に依存してもいますから、環境の変化で、生存が左右されます。しばしば、自らの依存が環境を変化させ、それが生存を脅かします。因果応報ですが、自然のバランス機能、の部分現象です。農作物を食い尽くすバッタは、極限まで繁栄し、食い尽くして餓死します。それは稀有な現象で、多くは、バッタを餌とする動物の繁栄、がフィードバックとなり、程よいバランスが保たれます。ヒトによって狼が絶滅させられたせいで、自然のフィードバック・システムの管理を失った、日本鹿は害獣となりました。

本質として雑食動物であるヒトは、採取・狩猟を、生きる手立てとしていました。危機に備えた「貯蔵」、という発明もありましたが、それはリスなども行っている知恵であり、本質として、自然界に依存する、食のフィードバック・システムの、支配下にありました。当然、人口増加も抑制を受けていました。「農業」の発明により、自然のフィードバックは壊されました。食料を際限なく得られるようになったからです。その発明は、当然の成り行きで、狩猟を牧畜へ、漁業を養殖へと変えました。その成功・発展は、ヒトの精神を変えました。食物を天からの恵みとして感謝し祈る文化、は消滅し、神に替わって、人が全能となりました。「命を戴く」という気分は消滅し、食物は工芸品と同じ、自在に支配できる工作物となりました。養殖の魚介を天然の味に近づけようと、工夫を凝らすようにさえなりました。傲慢の極致です。精神の逸脱はとめどもなく拡大し、ヒトは、この世の全てを意のままに操作する、神の位置を目指すようになりました。ウイルスに汚染され（ているかもしれない）鶏や豚や牛を、すべて殺戮する、おぞましい行いをするようになりました。鹿児島県出水の一万羽を超えるツルのなかに、鳥インフルエンザが感染し、絶滅が危惧されましたが、ほとんどが無事にシベリアに帰りました。鶏に感染を起させた野鳥は、生きていたから、感染源となったのです。あの家畜たちも、野生でいたら、皆殺しの目には会わなかったのです。哀れです。ヒトの傲慢の被害者です。ヒトは海洋汚染や温暖化も、工夫で乗り越えようと夢見ます。しかし、それらの工夫は所詮無力で、他の生物の消滅は、毎年数千種に上ると聞きます。ほとんどはヒト種が遠因です。

地球上のすべては、因果応報という、自然の摂理に支配されています。逃れることはできません。「農業」の発明による、ヒト種の爆発的増加が根本原因ですから、人口減少が唯一の解決法です。なかでも、エネルギー消費の大きな、いわゆる先進国の、人口減少が得策です。人口が減れば、経済は沈滞し地球は静かになります。他の動植物は蘇ります。雑草の生い茂る被災地は、希望のシンボルでもあります。と言っても、コロナを放置するなどの施策は、悪魔の連想です。唯一の解決策は「少子化」です。高齢化が進んでいますから、「少子化」による人口減少は、迅速・確実です。地球にとって、どの程度の人口が、他の生物とのフィードバック・システムの中で、生態系の調和構成員として、ヒト種の絶滅を免れうるか、を試算することは可能かもしれません。全滅を避ける、好ましい未来像です。救いとなる兆しがあります。日本をはじめ先進国で、結婚願望の希薄化、恋愛への意欲低下、両性の不妊症の増加、競争社会からの脱落・忌避、などが増える傾向があります。これら、確実な少子化希求・生産性回避、の動きは、自然のフィードバックの賜物かもしれません。

その連想は、ボクら精神科医の治療に、「問い」をもたらします。精神科医療は、それぞれの個人の基本的ニーズ、を妨げている諸条件を除去して、「その人の基本ニーズに合った、健全なありようの達成に近づけたい」と希求します。「少子化」へつながるもろもろの傾向を、「健全と見なす」か、「不健全な治療すべき標的と見なす」か、が新たな問いとなります。

現時点でのボクの心境は、この問いを「互いに共有する」ことが、「共感」であろうと考えています。大変なご時世ですが、まともな問いがあるから、「生き甲斐が無くもない」です。居直ることで、うつ気分が少し晴れます。

第97講　「布コラージュ法」に誘発されて

「布コラージュ法」の創立者である藤井智美さんに、著書を頂戴して、読むにつれて引き込まれ、脳に新鮮な喜びが拡がりました。ふと、奇妙な気分と連想とが湧きました。「これを紹介する文章を書きたい」「書きたくない」という、相反する気分を、自覚したのですする。「こりゃなんじゃ?」と、再読して気がつきました。このコラージュでは、対話はほとんど不要で、コラージュ終了後に会話が行われても、コラージュの内容が話題になることは皆無で、あってもせいぜい、この方法についての、自発的な感想にとどまり、多くは常識的な挨拶であること、そしてどうやら、その会話の雰囲気が、スタート時点よりも健全な雰囲気になっているらしい点です。

布コラージュの内部は、言葉が侵入してはならない自閉世界です。そのことに気づいて、ボクの葛藤は、「これを紹介すべきだ」「言葉で論じてはならない」へと変化しました。気分から認識へ、の成長です。そして、いまを去る半世紀も前、荒木富士夫君と、「『自閉』の利用」の論文作成のための、対話をしていた時に、同じテーマを話し合ったことを思い出しました。当時、「精神病理学」への反感が昂っていました。関係の中でもがいている病者の体験を、対象化して論じる姿勢、に与したくなかったのです。論文の中にその姿勢を「…我々は、これまでの分裂病者との接触のなかで、この『あいまいさ』『自信のなさ』が分裂病者の示す情報を先入見なしに受け取り、聴き入るのに、欠くべからざるものであると感じています。…」と、ごく控えめに述べるにとどめました。精神分裂病（統合失調症）は、安定した自閉内界ができると、豊かな対人関係に進めるとの、この気づきは、その後、すべての「こころの危機」に援用できることが、さまざまな治療者によって、確認されてきました。つまり、「安定した自閉世界が、安心できるコミュニケーションの基盤である」です。

「自閉世界に言葉が侵入してはならない・むしろ、既に侵入して、内界の自然治癒を不自由にしている言葉群、の支配力を弱める」が、すべての精神療法の鍵であることを、熟達者はみな心得ています。布コラージュは、そうした熟達者の心得を、あらかじめ構造化して、言語の侵入を防いでいます。活躍するのは何より、「触覚・視覚・気分・イメージ・体感」です。おそらく「視覚」はイメージの補助でしょう。

内界に親和性の高い感覚は、「触覚・味覚・嗅覚・体感」です。対象との距離が短いからです。外部世界との関わりでは、「視覚・聴覚」という、対象との距離の遠い感覚が活躍します。いのちからもっと遠いのは、文字言語です。そう考えると、布コラージュで重視されるのは、「触覚・

イメージの補助としての視覚・体感」でしょう。山下清の作品が、「ちぎり絵」と呼ばれていることを連想すると、布コラージュでも、ハサミやナイフの使用は少ない方が良いかもしれません。

さらに連想を拡げると、「触覚・味覚・嗅覚・イメージの補助としての視覚・体感」をフルに参加させるのは、「料理」です。日常生活やデイケア活動で、めいめい勝手な料理を作るのは、精神療法として有効かもしれません。その際も、刃物などの道具を極力排して、「ちぎり・むしる」などの多用が豊かさをもたらしましょう。

連想はさらに展開し、大脳皮質の感覚・運動野のほぼ三分の二の領域は、顔面と両手が占有していることをヒントに、自分の両手で顔面のあちこちを弄り回すのが、手軽な「自閉療法」になるかもしれません。具体的なやり方は、まず両手の指を一杯に広げ、顔面全体を包み、軽く揉むように動かします。そうしながら、指先や掌で顔面の目鼻や眉や皮膚のやそこここの感触を味わいます。五秒ぐらいしたら、今度は立場を変えて、顔面皮膚が感知の役をして、手や指の皮膚の感触を感知します。五秒ぐらいで、また役割交代です。この繰り返しを一分間ほど行って、手を離すと、目がパッチリして、脳が「気持ちよく」なっています。インスタント脳気功です。途中で、掌の匂いを嗅いだり、チョット舐めて味を観たりなどを入れると、随分豊かなコラージュ風になります。

連想は脱線して、カウンセリングの現場で二人が目を閉じて、互いに指を絡ませて戯れる関わりを数分間してみるのは、「二人だけの自閉世界」を体験することになるかもしれません。ヘレン・ケラーとサリバン先生との「水」を巡る、あの感動的なエピソードに、もう一つの理解を加えるかも知れません。

以上、まったく布コラージュ法を実践することなく、空想実験だけからの連想です。実際に行う人にとって、布コラージュ法が秘める深みと未来は、はるかに豊かであるという気がします。何よりも、従来のどの治療法よりも、安全で確実な治療技法です。

文　献

藤井智美『布コラージュ法の世界』日本評論社　二〇一八
神田橋條治・荒木富士夫「自閉の利用」一九七六『発想の航跡』に再録　岩崎学術出版社

第98講　非鎮静系抗精神病薬の登場

昨今、鎮静作用の少ない抗精神病薬が、次々に登場しました。ボクは、精神科治療者としての六十年を振り返り、「うたた、感慨にたえず」の気分です。ボクが精神科医の駆け出しのころ、手持ちの治療手段は、電気痙攣療法とインシュリンショック療法、あとは睡眠薬で、クロルプロマジンは、まだ現場には到着していませんでした。治療の目標は、鎮静一途でした。鎮静の後は手段がないので、作業や生活指導でした。正式な手立てがないので却って、人間同士の、自然な交流がありえ、それなりの治療環境、が存在したかも知れません。以後、雨後の筍のように、抗精神病薬が流入し、その目覚ましい（鎮静）効果に魅了されて「薬物大量療法」が流行しました。ボクらは、「精神症状」という異物に注目し、人間同士の「交流の志向」は薄れました。いまにして思えば、現在の、ミャンマー軍事政権に似ています。「国の安定と存続が第一だ。つべこべ言うな」の心境でした。以後、薬物療法の関心は、「脳内神経伝達物質」についての、各種情報の氾濫や、それと臨床症状との関連、に目が向くようになりました。鎮静一辺倒からは脱しましたが、「悪者退治・良民育成」に変わりました。軍事政権もほどなく、その方向へ進化しましょう。そして、非鎮静系抗精神病薬の登場です。

鎮静一辺倒の薬物療法、の時代が終わりました。治療の目標も、「主体の復活・成育」を含むようになりました。実のところ、この視点は、歴史上、医療の出現以前からあり、鎮静薬物全盛の時代から今日まで、正式な医療の辺縁で、営々と続いています。強い武器を手にして、高飛車になった医療は、それらをゲリラ視してきましたが、「脱鎮静」の流れの中で「つべこべ」を「健全なる民の声」として、活用する動きが生まれました。シェアード・デシジョン・メーキング（話し合って治療法を決める）が、目覚ましい成果を挙げているのは一例です。医療は、「統制・支配」から「啓蒙・教育」へと、移って行く過程にあります。軍事政権の成熟であり、その根底には「自信・自負・安心」があります。六十年前のボクらには、そのどれもが無く、ひたすら「気を張って」いました。

ここまで連想して、フト気がつきました。脳内神経伝達物質に対しては、いまでも、「統制・育成」の支配の意向が、一貫して維持されていることです。「善政を行っている」姿勢です。ところが、心身の統括機構としての脳は、入り組んだフィードバックシステムを駆使して、「瞬間・瞬間の程よいバランス」、を志向しているはずです。いまは機能が乱れていても、基本的な志向は維持されているはずです（だから生きている）。「治安維持法」を発動せず、民の試行錯誤を見守り援助し、時に「啓蒙・教育」する、「賢人政治」は、育児法の再登用です。医療の他の分野では、すでに試行されている、「手出しを少なくする、自然治癒力を尊重する」医療サービスが、精神科医療でも、遅まきながら、やれる状況になったのです。「民主政治」の曙です。言い換えると、数十億年の進化を経て、精妙に出来上がっている、「生命機能」への畏敬です。

生命体の懸命な努力を、「妨害を減らし・手助けをする」形で援助するには、標的の性状を把握するセンス、すなわち、新たな診断技術が必要です。「普通でない」を探す、現行の診断技術では、役に立ちません。いまのところ、ボクにさしたる提案があるわけではありませんが、日々の臨床場面での、ボクの選択を振り返って、次のような、「目の付け所」があると思います。

①長い間保持されている症状は、生命システムの中で、何らかの機能を果たしている可能性がありますから、標的にしません。患者がその症状にどう対処しているか、どのように語り・描写するかは、助言や薬物の標的の候補です。大切なのは、語るときの患者の雰囲気です。いのちの躍動の雰囲気を察知できるなら、この患者の健全ないのちの発露、が仄見えているので、治療同盟の手蔓です。当人なりの工夫があるなら、そこに、いのちのチャンネルの発露と性状、とが読み取れます。助言や薬物の可能性があります。例えば、「不眠」という症状に当人がどう対処しているか、不眠の時間をどう過ごしているか、を訊くことは、宝の山への共同探索です。精神療法です。即座に眠剤を処方するのは、「軍事政権」です。②「軍事政権」に対しては、「面従腹

背」が普遍的な適応行動です。それが上手くいけば、少なくとも、社会生活では現状維持です。それが乱れたときは、新たな進化の兆しかも知れません。例えば、アドヒアランス不良、にその兆しが読み取れるかもしれません。その場合は、心身全体の、微かな躍動感が伴います。「いのちの輝き」です。対処する治療者の、魂と技量が問われます。「反抗期は成長力の発露」、がヒントです。精神療法の本など読まずに、そうした「現場の達人」、を目指す人が増えるといいがなあと思います。

第99講　「ひきこもり」についての連想

九大精神科の後輩、加藤隆弘先生が、「ひきこもり」についての啓蒙書を送ってくださいました。先生はもう長い間、「ひきこもり」の人々への援助と治療を実践され、海外の研究者との交流など、豊かな蓄積を基に書かれていますから、啓蒙書でありながら、「ヒト」と社会についての、さまざまな示唆・提言を語っておられます。ボクの思索の中核を刺激され、連想が賦活されました。あまりまとまりませんが、書き残して置きたくなりました。

ボクは、「布コラージュ法に誘発されて」の中で、「内界に親和性の高い感覚は『触覚・味覚・嗅覚・体感』です。対象との距離が短いからです。外部世界との関わりでは、『視覚・聴覚』という、対象との距離の遠い感覚、が活躍します。いのちからもっと遠いのは、文字言語です。」と述べました。そこから気がつくのは、「ひきこもり」の人の多くが、インターネットに熱中していることです。インターネットは、主として文字言語で、べらぼうに遠くと交流（?）します。「熱中・耽溺」ですから、そこに「いのち」という心身活動、が濃厚に投入されていることは確かです。「離れられない」は「いのち」の叫びです。

ここで今一度、種々の感覚について、対象との距離を考えてみます。いのちと最も近いのは「体感」です。「距離ナシ」です。急性感染症に罹ると統合失調症の疎通性が改善する、との所見が、発熱療法のアイデア源であったことは、よく知られています。体内危機による「いのち」の活性化でしょう。「味覚」も、純粋感覚としては「距離ナシ」です。体感と溶け合っています。次に対象に近い感覚は、「触覚」です。「距離は、ほぼゼロ」です。「嗅覚」は、「距離ゼロ〜数センチ」です。残り二つの感覚は、対象と距離があります。「聴覚」はメートル単位、「視覚」はキロメートル単位をカバーします。加えて、そのいずれも、機器の発明により、膨大に距離を伸ばしました。そこまで連想して、ふと、新生児は「視覚ナシ」目が見えないことを連想しました。

外界との関わりは全て、イメージとして脳に取り込まれます。その学習によって形成された、「感覚イメージとしての我」となります。無意識界を含めた、「自我」です。以上を平たく言うと「対象との近い距離での感覚体験、が個の核である、自分がアル・ナイの原初である」。マーガレット・リトルが、「the basic unity」と呼んだものの、更なる基盤です。

以上は、連想・思弁に過ぎませんが、それに基づいての実験であり、治療ともなるパフォーマンスを考案してみました。①愛着障害の治療として、「母におんぶ」をしてもらっています。その時二人で年齢を数えるのも、一体感を強める目的ですが、これに「母の匂いを嗅ぐ」を加えます。②自分の着ている肌着を脱ぎながら、その体臭を嗅ぐ⇩自分で肌着を手洗いする⇩お日様に干す⇩乾いた肌着のシャツの、お日様の匂いを嗅ぐ⇩着る時の肌触りを感知する。③何かの料理を、目を閉じて、アラブの人のように、指先でかき集め、香りと舌触りと味とを感知する。④できたら、握りずしを味付けから握るまで、を自分でして、目を閉じて、香りと舌触りと味とを感知する。できるだけ包丁や箸を使わずに「手でちぎったり・手で丸めたり伸ばしたり・混ぜたり」で、料理を拵えて食べる。

これなら、外界との関わりを避ける、「ひきこもり」の人にも、拒否されないでしょうし、行っている最中に、満足・充実すなわち、「気持ちがいい」が生じるはずです。ちなみに、そば職人には、人付き合いの苦手な人が多いようです。

蛇足ですが、以上のパフォーマンスは、現代人の誰が行っても、「気持ちがいい」でしょう。我々はみな、「視覚・聴覚」が肥大した、偏った、アンバランスな日常に、「いのち」が飽いています。リクリエーションや、新聞報道での犯罪行為も、「視覚・聴覚」の関与しないもの、が好まれるようになっています。

文　献

加藤隆弘『みんなの　ひきこもり』木立の文庫　二〇二〇

第100講「メンタライズ」嬉しいね

老齢になり、世の流れに無頓着に過ごしていますが、ひょんなことから、メンタライゼーションという、心理療法の新しい潮流を知りました。初めはなんのこっちゃ、でしたが、どうやら、他人と自分の気持ち・考え、をしっかり理解する、ことを言うようです。古くからある、共感や一致と重なる、ところが多い概念ですが、自閉症研究や人型ロボットの開発研究領域、などからも注目を集めていると聞きます。それを知って、連想が動き始めました。ボクは、臨床の必要に迫られて訓練し、目前の人の脳の性状を、大まかに察知できるようになっていますが、眺めているると、ノーベル賞受賞者など、卓越した研究者や、芸術家や素晴らしい創業者や独裁者には、発達障害の脳を持つ人が多いと感じています。他方、臨床現場では、診断基準、エビデンス、アルゴリズムなど、デジタル情報の支配、が強化される流れとなっています。ボクには、同じ傾向と感じられます。すなわち、万人が共有できる、クリアな基準を尊重し、輪郭のあいまいなもの密やかなもの、を排除してゆく流れです。脳を察知する技術、などは準妄想扱いです。クリアなものが力を持つ、文化潮流です。短期目標としての「進歩」が尊重される世界です。

いまひとつ、「いのち」の世界があります。「いのち」は生存・存続、を根源の欲求とします。その目的のために、「世代交代」という、素晴らしい方策を採用しました。「存続」と「更新」の両立です。すべての「進化」はその成果です。所要時間は万年単位ですし、成果は、あいまいで密やかなものに満ちています。「しなやかさ」とは、その表現型です。自閉症治療もロボット開発も、ここで苦労しています。自然界の「しなやかさ」に到達するのが夢でしょうが。

ところで、「病む」を一言で言うと、「しなやかさの棄損」です。あらゆる養生法・健康法は、「しなやかさの復活・賦活」であり、その評価は、「正・誤」ではなく、「合う・合わない」であり、個体それぞれです。その意味では、古来の治療法は、養生法・健康法と地続きであり、治療者のありようも地続きで、洋の東西を問わず、優れた医療者の「口伝」が残されています。すべてアナログの世界です。治療の結末も、「喜び・感謝・失望・恨み・諦め・納得」などの、当事者個別の、主観でなされていました。

治療が「科学を活用し・参考にする」時代が終わり、「科学に従う」時代になると、「数字」がすべてを支配し、全員が数字に服従する流れとなりました。アナログの排除です。逆に、自閉症研究とロボット開発では、アナログ機能の開発、がメインのテーマとなっています。世に存在する「いのち」は、すべてアナログ機能をメインとしており、デジタル機能とは、その上に咲いた花である、と感じる人も増えてきました。そして科学研究が、自らとは最も反対側にいる、精神療法の重要性に気づきました。この傾向が続くと、治療が、いのち・アナログの世界の重要性を再認識して、治療が「科学を活用し・参考にする」時代、のルネッサンスになることが期待されます。むろん只の復古ではありません。前の時代の良いものは残したいものです。「数字」は、皆が共有できる知識です。専門家の占有物ではありません。治療現場に、「両者平等・協同」の精神が、数字として残されています。

しかし、治療現場では、「救う役割・救われる役割」の不平等があります。その構造は、「平等・協同」の方針を妨げるものではなく、むしろ相互強化しうることを、実務体験のある人は、誰でも知っています。メンタライゼーションの内容には、その視点があるようです。

ふと、「悉有仏性」という仏語を連想しました。この世に生きているものには、すべて「仏性」が備わっているとの意です。他のいのちを育み愛する意向、のことです。幼子の振る舞いに、それを見ることができます。メンタライゼーションは、その生来の意向を核にして、その後の人生で獲得した知恵、を纏わしたありよう、を覚醒させる方策であると考えます。「治療の心は母心」、というフレーズが浮かびました。

ここまで連想して、メンタライゼーションという名詞化は、輪郭がクッキリして、数字の雰囲気が漂う、と気がつきました。数字の雰囲気は、「母心」と馴染みません。「数字に依存した育児が愛着障害児を作る」ことは、すでに常識です。「支配と主張」の雰囲気が生まれて、また振り子が反対に振れ、「メンタライゼーション」というこの用語を使う人を、「育み愛する」人でなく「支配し・導く」機能、へと誘うでしょう。名詞化・概念化が、その作用と結末をもたらす証拠は、新聞紙面に溢れています。新たな硬直化です。

この悲劇を防ぐには、名詞化せずに、「メンタライズ」という、動詞の状態を保つのが有用です。名詞化を避けて動詞形を保つ、という知恵は、日常生活のあらゆる場面で有用です。お試しください。「メンタライズ」いいなあ。（原田誠一先生のご助言をいただきました。ありがとうございます。）

第101講 「泉の気功」進化

『神田橋條治が教える 心身養生のための 経絡・ツボ療法』（創元社、二〇二〇）ではじめて、「泉の気功」を発表しました。その中に紹介していますが、「線維筋痛症」と診断され、色々な治療が無効であった、二十歳台の女性が来られたことがきっかけです。その数年まえから、「経絡・ツボ療法」の開発に熱中しており、「治療者の気の鍼」「補・瀉を求めるツボからの気の鍼」などは、完成していましたので、試してみようとしましたが、全身に、「補や瀉を求めるツボと気の鍼」が入り乱れて、手の付けようがありません。本に書いていますが、補を求めるツボからの「気の鍼」は上向きに噴出して、「押し込まれる」を求めており、瀉を求めるツボからの「気の鍼」は下向きに噴出して、「引き抜かれる」を求めている、ことを見出していましたから、「脳天から粘度のある液体を噴出させ、それが体表を流れ落ちることで、補・瀉を同時に行える」と発想して、「泉の気功」を発案しました。効果は目覚ましく、短期間で完治を得ました。この技法は、『心身養生のコツ』にも紹介していますが、臨床の場で使うチャンスがないままに、健康法として、置いておく扱いでした。

ボクは、コロナ予防のワクチン接種で、二度とも、同じ副作用が五日ほど続きました、頭の閃きが鈍り、臨床が陳腐なものになりました。幸いそれは回復しましたが、以前から自覚していた、「加齢性難聴」が悪化し、生活や診療が不自由になりました。「筋肉痛」も起こり、結局、「線維筋痛症」と同質の、「神経伝達路全体」の「亜急性炎症」であろう、と想像しています。「漢方・鍼灸」で改善しつつありますが、「いまひとつ」です。「ツボと、生体からの気の鍼」を探すと、「まあ大変」、「線維筋痛症」の人ほどではないものの、「補・瀉、入り乱れ」て、出没し、いくら施術しても「出没変転」し、きりがありません。そこで、「泉の気功」を採用することにしました。色々な気づきと、発見と改良とがありました。

「脳天から噴出する気の粘液、が施術する」は不変ですが、「気」の供給、が改良です。原法では、「四肢の指先・幻の尻尾」を「気」の吸入口にしていましたが、第90講「心身の若返りのトレーニング」の開発課程で、そこは、「瀉を求める鍼」の出る場所である、ことがわかりました。そこで、手の「労宮」と足の「涌泉」の四カ所を、「吸入口」として使うことにしました（第90講の図をご覧ください）。

では、実際のやり方をお話しします。はじめは、「布団に仰向け」が覚えやすいけど、「全身の皮膚を粘液が流れ落ちる」イメージには、背もたれのない椅子、が良いでしょう。気の「吸入口」を、「若返りのトレーニング」で使った、「涌泉」「労宮」とし、「大泉門」を粘液状の「気」の「噴出口」とします。まず、「涌泉・労宮」から気を吸入します。この時、「気」の吸入と噴出は、「呼吸」とは無関係です。その体感を習得するのには、呼吸を止めて行うのが、分かりやすいでしょう。「気」で、骨盤。腹腔・四肢・全身が膨れる、という体内イメージで、手足の隅々まで、膨らませます。特に、背中や骨盤や頭蓋を膨らませましょう。次に脳天を開いて、そこから、「粘液状の気の流れ」がゆったりと流れ落ちる、イメージにします。すべての開口部、すなわち、全身に無数にある、「ツボ」それぞれから出ている、「補・瀉」の気の鍼を、粘液で「引いたり・押し込んだり」するのです。

この気功のために、無数のツボを、直接、体感で感知しようと、注意を集中していたら、とんでもないことに気がつきました。ここからは、図26を用いて説明します。第一の発見は、「補・瀉」を求める「気の鍼」は、「一個のツボ」から出ていることです。すべての体表の経絡は、立った姿勢の上から下へ流れています。そして、経絡の流れが停滞した時、それを打破すべく、ツボの上流からは「補を求める鍼」、下流からは「瀉を求める鍼」が出ていて、どちらの気の鍼を操作しても、対となる気の鍼は消滅するのです。そして何より、ツボに存在していた（感知できていた）、「栓」のような「邪気」、が消滅しているのです。経絡の流れの回復、と解釈していいでしょう。そこで、ふと思いついて、手の親指と人差し指の先から伸びている「気の鍼」、をピ

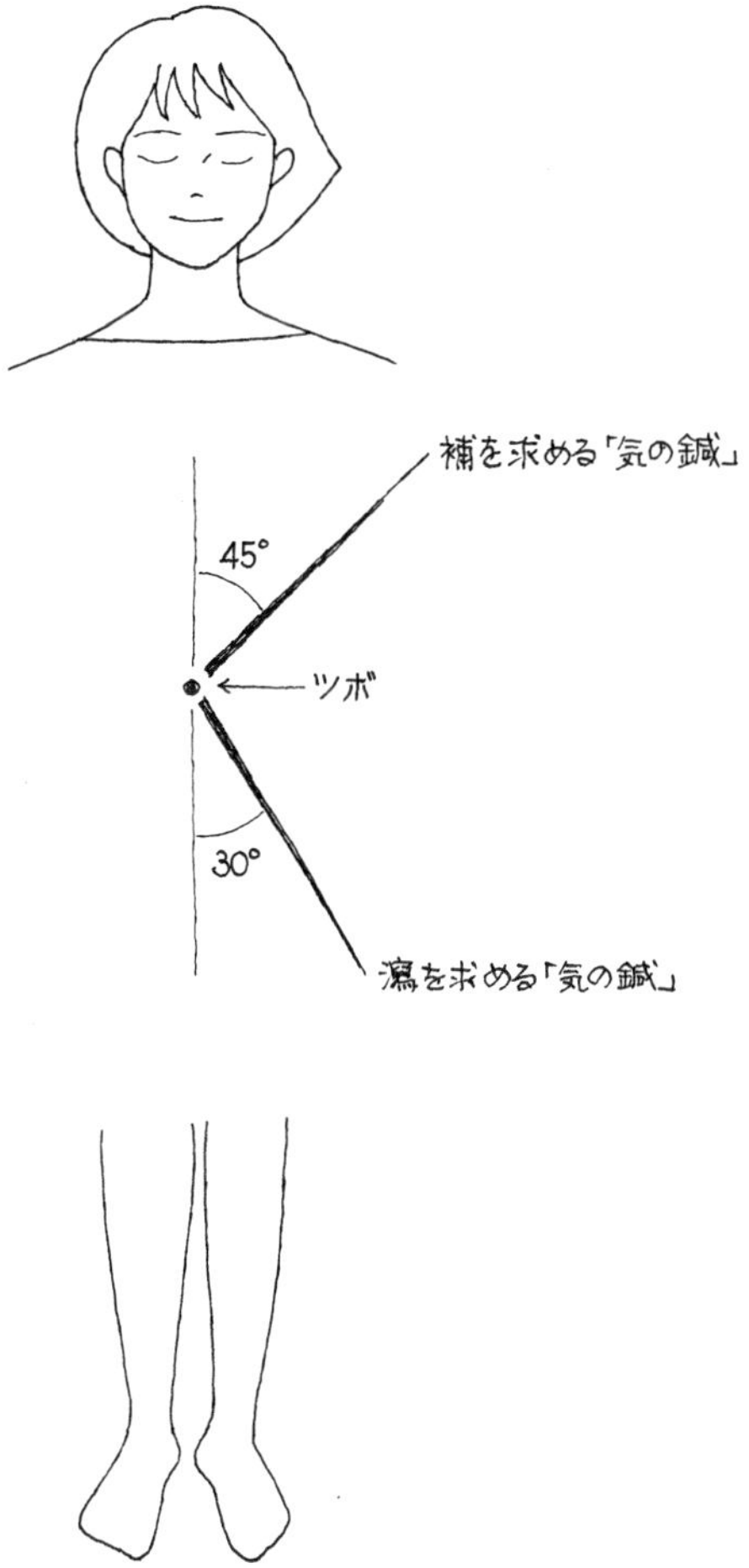

図26

ンセットのように使って、ツボの「栓」を引きぬく、イメージ作業をすると（的確に「栓」を摑めた瞬間に「舌トントン」がスムースになります）、即座に、「補・瀉」の気の鍼が両方とも消えるのです。「乾布摩擦」の効果の一部はこれかいな、と連想しました。それはともかく、上から下へ流れてはいない「経絡」、たとえば、臍の高さで腹を回っている「帯脈」、ではどうなっているかを、（体感で）観察してみると、流れが止まっていたり、「左回転・右回転」を、ランダムに行ったりしています。「帯脈」の役割は、数本の経絡間の、相互関係を調整する、と言われていることに符合します。しかも、「ツボ」が見つかったら、他の経絡上のツボ、と同じ「栓を引きぬく」操作で、流れを復活できます。

「ツボの栓を引き抜く」治療操作は、対象が多すぎて、実際的でありませんが、主要な「ツボ」に試みてみてください。達人への道か、妄想界か、訝しいことです。

第102講　屋根瓦方式

加齢につれて、振り返ることが多くなります。未来が無いからでしょうね。ボクらが新米のころ、医局で、憧れの先輩を「師匠」として、寄り集まっていました。古来の「徒弟制度」と異なるのは、「縛り」が無いことです。「師匠」との距離の取り方は、各人各様で、付かず離れずの「一匹狼」も、揶揄されながら、受け入れられていました。まあ、家族に似た雰囲気でした。先輩・後輩の立場はあり、先輩は後輩を指導していました。自分なりの知識・技術が充実してくると、気の合う後輩、を引き連れて分家し、それでも、本家とのファミリーの中にいました。それも昔の家族関係に似ていました。誰が言い出したのか、この指導形態を「屋根瓦方式」と呼んでいました。指導が上から順番に送られていく構造、そして下が上の瓦を支えている構造、を例えて妙でした。

インターネットで検索すると「屋根瓦方式」は、広く知られた名称であり、現在「屋根瓦方式トレーニング」として、採用している医療分野もあるようです。「正しい技術」の教育・継承に、最も有効な方策、として採用されているようです。その様子を読んでいて、「なんだか変」と感じました。そこから連想が膨らみました。

ボクらの「屋根瓦方式」は、起源として、「尊敬・憧れ」を動因としていました。まあ、ファンの集いに似た雰囲気です。下の瓦の、憧れのエネルギー、が支えているので、自他に「失望」したり「卒業」したりすると、去ってゆくのは、自然な流れでした。他方、制度としての「屋根瓦方式」は、均一な技術水準という、業界の「研修養成」すなわち、上の瓦のエネルギーが起源です。当然「縛り」があり、「徒弟制度」に近づきます。ボクらの場合、均一な技術水準の要請は、日々の現場から迫ってきますから、熱心に学びますが、自発的欲求としては、「自分独自の」技術を、身に着け・開発したいのです。それに応えようと、上の瓦も苦心し、さらに成長します。「学び合う場」です。その本質が見失われ、「徒弟制度」に似た縛りの機能、が大きくなってきていたせいで、「医局解体運動」でチャラとなり、「屋根瓦方式」は消滅しました。いま一つの原因としては、インターネットなどの発達で、知識・考えの収集は自在となり、先達の教えは不要になりました。

論文は、洪水のように噴出する時代となりました。優れた先達の技法も、書籍や解説で、「正しく」理解できるようになりました。知的に優れた若人は、偉大な先人たちの理論を、次々に学び・論ずるようになりました。そして、日々、詰まらなくなりました。

ボクは、故土居健郎先生に私淑しています。他方、先生の身近で、「屋根瓦方式」で教えを受けた多くの方々は存命です。ボクが、土居先生との体験やコトバについて、文章にしたのを読まれて、その方々は、「なんだか変」、と感じられるはずです。「味わい」が違うはずです。その方々は、先生との「雰囲気」を、からだに記憶しておられます。そして、その「いうに言われぬ」雰囲気は、技術一般、ことに対人関係の場での技術、に不可欠の要素です。場の雰囲気次第で、同じ技法が異なる結果をもたらします。直接に接した人だけが、その雰囲気を体感していいます。ボクらの誰も、クレペリンやシュナイダーやフロイトに会っていませんから、彼らが語っている認識を、しかも文字で・翻訳で、受け取っても、その場の雰囲気を込めて受け取る、ことは不可能です。「群盲象を撫でる」になるのは、仕方ありません。

治療の場は、「重要な雰囲気に満ちた」場です。ボクらは、治療第一と思うなら、関係の場の雰囲気を尊重し、コトバや態度をそれに添わせる、ようにするのが当然です。チェックリストなどでの質問は、雰囲気を生気のないものに変えてしまいます。エビデンスに基づく、アルゴリズムに沿った治療は、それに相応しい雰囲気を作ります。その覚悟を持つのが倫理でしょう。

ボクは対策として、「屋根瓦方式」を応用することを提案します。師匠を求めたボクらと、治療を求める患者は、まあ似たような立場です。良質の師匠は、ボクらの求めに従って、ボクらの器量を量りながら、指導や助言をくれます。一方通行ではなく、自分のサーヴィスの質を決めるべく、ボクらのニーズを訊きますし、それに合わせて指導を呉れ、その結果のフィードバックを、察知しようと観察します。すべてが相互作用です。ボクらの意向に沿うことで、師匠は苦心し成長もします。ボクが学位を得た年の忘年会で、恩師、西園昌久先生が冒頭の挨拶の中で、「ボクは神田橋君を一人前にできたので、これからどんな弟子が来ても怖くない」とおっしゃったことを、思い出すたびに、涙が出ます。閑話休題。

臨床における、個々の治療をことごとく、「屋根瓦方式」と見なし、共に成長する場であると見なすと、エビデンスや、アルゴリズムは、互いが共有できる、資料・情報として、治療という名の「実験作業」に有力な知識（作業仮説）となりましょう。

ここまで連想して、昔と今と近い未来が結びついた、「気持ちがいい」気分になりました。

第103講　「治る」

ボクは「治療者」であり、「研究者」ではない。と自覚することがあります。たいていは、自分への言い訳の気分、を伴っています。愛用の「新明解」さんに尋ねると、「研究」とは「問題になる事柄について、よく調べて事実を明らかにしたり、理論を打ち立てたりすること」と明快です。「治療」については「手当てをして、病気・けがなどを治すこと。また、その手当て」と、一応常識的です。しかし、「手当」「病気」「けが」「治す」が気になります。いずれも、スッキリしない概念だからです。眺めていると、そもそも基盤にある、「治る」が曖昧であることが原因であり、「研究者」との自覚でなく、「治療者」と自覚するとき、言い訳がましい気分、が伴う原因となっているようです。そこで、「治る」を尋ねると「ぐあいの悪い所などに手が加えられ、望ましい状態に改まる」と曖昧である、と明確に（！）記述しています。「新明解さん、さすが！」です。

そうした机上の論はさておき、臨床現場に立ち戻りましょう。空想するに、「治す・治る」という言葉は、精神科治療者にとって、タブーになっているようです。患者側にとっては、最も切実なテーマを、治療者側がタブーにしているのです。それは誠実な姿勢でもあります。「答えられない問い」だからです。「何とか、今より楽になるように工夫しましょう」、が正直で誠実な答えでしょう。

　では、ボク自身の日々の臨床、を振り返ってみましょう。それに先立って、精神科臨床における、ボクの基本仮説、をお話ししておきます。ボクの中には、次のような前提があります。①生来性の資質（いのち）がある。通常の場合、資質は、成長へのあくなき志向を備えている。②資質のその志向と成育環境と、の助け合い・せめぎ合いで、個体の特質が形作られる。③個体の特質と環境との、相性の力動の結果として、ある状態像が現出する。「病」と呼ばれる。④それへの対処の適切・不適切、ことに医療の作用で、状態像の歪みが生じる。

　以上の仮説から当然、④への治療サービスが第一となりますが、最近、それよりももっと重要な留意点、があることに気がつきました。それは、進行性の身体疾患が基盤にあることの見落としです。精神医学は大きな医学の一分野である、ことを失念して、本人や家族を含めた素人の、「精神疾患」だとの「誤った素人診断」に巻き込まれ、即座にＩＣＤ、ＤＳＭなどを想起する学習習慣は、即刻、脱学習すべきです。これは倫理です。進行する身体疾患は、①（いのち）を侵食します。しかも、他の医療手技なら、「治す」「進行を遅らせる」ことが可能な場合があるからです。倫理というだけでなく、この姿勢は、自ら行った治療の、副作用を察知する能力、を精錬する、鈍麻させない、ためでもあります。分類表を追放して、①から④までの「流れ」を仮想しながら、患者と付き合うと、潜在する身体疾患を察知する感性、が育成されます。「おや？」という違和感です。これについては後述します。あとは、臨床検査と他科へのコンサルテーションです。空振りを恥じなくていいのです。幾つになっても、感性の錬磨と進化は快楽です。

進行性の身体疾患が除外されたら、④への治療です。薬物の減量や、不適切な指示の撤去です。「建前」としては、③という「振り出し」への、後戻りですが、事実としては、そうではないのです。「失敗から学ぶ」です。振り返りを通して、患者や家族などの、「治療活動における主体性」を蘇らせ、治療同盟を創生するのです。その主体者に向けて、ボクは「副作用が治って、元の病気の状態になったので、ここから再スタートだね。」と「治る」が「初登場」します。そして、相手の理解力に応じて、ボクの①②③の疾病仮説を語り、それで、患者の健康な部分を、抽出したり測定したりします。以後は疾病ごと、患者ごと、に差がありますが。中心にあるのは、「治る」ですが、言葉としての主要な使い方は、「治らない」です。

総論はこのくらいにして、現場に戻りましょう。判りやすいように、初診の場を例にしましょう。出会いにおいて、「いらっしゃい」という客商売に共通の出迎えの雰囲気で迎える医師がいます。臨床を大切にしている医師です。心得としては立派ですが、技術者としては未熟です。精神科の受診者はおおむね、「不快な状態にあり」「判断と助けを求めて」来院しています。その状況は、「健康な」不安状況です。その不安感を、関係づくりの手ずるとします。「精神科は初めてですか?」が最も普遍的な第一声です。これによって、当面の、場に由来する、「健康な不安感」が受診者にとって異物となり、不安に感じている主体は、「健康な機能」として解離され、医師との共同作業者となります。「病のもたらす不安定感」と主体者とを解離させる、「モデル」の作成です。このモデルを汎化して、③と④へ働きかけるのです。一般医療の医師・患者関係、を模したものを作る操作です。ここで、我々は、精神科医である前に医師であり、その前に人であり、その前に生命体であると、折に触れて自覚することが有用です。前意識にそれを持っていると、一般医療を模した関係を作ろうとする操作の課程で、一般医としての違和感、人間としての違和感、生命体としての違和感、が異物のように登場します。通常は、その人の精神疾患の特性が、一般医療における個体との異質態、として浮き出るのですが、まれに、「生命体としての違和感」が浮き出ることがあり、特別に大切です。通常では、精神疾患様の症状を異物と見なして、治療同盟を作ろうとする過程が、しばしば難渋しますが、邪魔しているものが、①に由来するか②に由来するかの感触、が推察できることがほとんどです。例えば、発達障害は①に由来しますし、愛着障害は②に由来します。つまり、初診時の治療同盟作りが、大まかな診断の見当付けになるのです。ところが「生命体としての違和感」は、潜んでいる身体疾患、を臭わせます。「異質感」です。一旦、この「異質感」が浮き出て、それを無視しなければ、進行する身体疾患を見落とす、ことが激減しましょう。一例を挙げると、意識水準の不連続は、麻酔医には常識の所見なのに、精神科医が、分類作業修練の課程で、失ってしまうセンスだと思います。「薬物を含めた治療の副作用」、へのセンスも同類です。薬物嗜癖などによる、長期にわたる副作用は、すでに心身が馴染んでしまい、「異質感」をもたらしませんが、進行性の病変には、「馴染む」時間がありませんので、「異質感」として浮き出るのです。

ところで、「研究者」でないボクは、「いのちの作業に奉仕する」、を治療の方針としていますから、「異質感」の育成、を方針とします。正確には、「異質感」を感じている生体、を患者の内側に育成し、それと同盟する、ことを方針としますから、患者が「馴染んでいる」状態部分、は後回しです。せいぜい、「治らんかもねえ」と相互合意することで、「異質感」への準備態勢を作る、に留めます。「性格」などは、その類です。このようにして、ある程度の治療同盟ができたら、いよいよ「治らない」の登場です。

「治らない」が最も有用なのは、「双極性感情障害」です。薬物の工夫をする「共同作業」の傍ら、ボクは、父母いずれかの家系に、「気分の波」のある人、を探してもらいます。その人たちは、気分の波がありながらも、精神科医療とは関係なく、生活していますので、その人のあり様を、治療目標にしようと提案します。すなわち、波を制圧せず、「遺伝体質は治らない」、と共存する姿勢を提案します。そして、生活に障るほどになったら薬を飲むことにして、常にストックすることにします。「波」という形は、脳にとって『健康保全機能』であるのかもしれないので、「気分本位に生きる」生活習慣、を試みてもらいます。この方針で、少量の気分安定薬を飲んだり飲まなかったりしながら、数カ月に一回、薬を貰いに来る人、は沢山います。はじめは失敗があっても、入院せずに、学習体験となります。「きちんと」は窮屈で、「気分屋的」な生き方が良いので、厳格に服薬して波を制圧する治療、は「マッチ・ポンプ」かもしれない、と二人で合意しています。「治らない」がキーワードです。

発達障害圏の人は増えています。たいていは、化学物質過敏症で、向精神薬でひどい目に遭っていますので、「馴染めない外界を避ける」、を基本方針として、「過敏」を一層「修練」して、「相性の悪い外界」を避ける訓練、をしてもらうと具合が良いです。「発達障害は治らないけど、七十歳まではだんだん発達する」、をキーワードにして、「栄養」と「過敏の活用」と「得意なことだけどんどんやる」を努めて、「発育を促進する」方針で、毎月「出来るようになった」ことを抽出・確認して、納得している人が（特に子ども）、沢山います。これも、「治らない」を基盤にしています。統合失調症は、「治らない自分の脳」を「守るためのバリア作り」をしながら、自分で薬の増減の試行錯誤をするようになり、見かけは、生き生きしている人もいます。「病気の脳を治す」より「健康部分の育成」です。考えてみると、両方とも脳の「機能」ではありりますから、間接的に、脳内の情報システムを弄っているのかもしれませんが、まあ、どうでも良いです。総じて、来院が減ることが幸せであろう、と思います。

大切なことは、皆それぞれ、「個性・得意・欠陥・好み」のある心身を「治す」のじゃなくて、「気持ちがいい」「気持ちが悪い」を指標に生きて、寿命を全うするのが「最高よ」と、ボクの人生観、を押し付ける診療の日々です。千差万別、人それぞれで、統計には馴染みません。

第104講　草間彌生さんに思う

先日テレビで、九十歳になられてもエネルギーに満ちた、草間彌生さんのお姿を拝見しました。昔、西丸四方教授が、「特異な才能を示す統合失調症」として、著書に紹介しておられましたが、いま画面で見ると、発達障害特有の脳の邪気が見受けられ、やっぱりなあ、と納得しました。若いころの、アメリカでのハチャメチャな、前衛芸術活動（？）も紹介されていました。「水玉」に到達されて、全てがそこに収斂され、奔放な「草間芸術」の世界が展開されたのでした。「核を得たことで、ハチャメチャは統合されて、発展の道を得る」と連想しました。「いのち」は個性的な資質を持って誕生し、その独自の資質が、環境との関わりで成長することが、「生きる」であり、「生かせる場・条件」を模索して、試行錯誤するのだ、という常識的な考えに照らすと、資質のエネルギー量の、多寡と質の非凡により、試行錯誤の動きの、大きさと質とが左右される。資質の豊かな個体の特質は、ハチャメチャを生み出す。その様相はしばしば、「病的」と見なされるだろう。と連想しました。

そこから、病者の目立った「病状」を、「生かせる場・条件」を得られない資質の、「もがき」であると考え、生かされないことに対する反応、は普遍性があり、個性的なもがきは特異性がある、と仮定して、「病状・症状」を仕分けすることは、慣習的に行われており、「幻覚」と「内容」との仕分け、はその例です。これをさらに深化して、「幻覚」自体も「内容」自体もさらに仕分けして、考案することが、テーラーメイドの医療となりえましょう。

もっと大切な視点があります。「資質が質量ともに貧しく平凡」である例は、「病状」が目立たないせいで、「関心・援助」が手薄になることです。「おとなしい障害児」「無意欲の認知症」、の「苦しみ」は、その個体の中では、大きい割合であるのに、看過されがちです。「更なるエネルギー減少」が、精一杯の「対処行動」であることさえあり得ます。この状況に陥っている個体の、「密やかな苦しみ」を嗅ぎ取る感性の錬磨は、「達人」への道としての、習練の愉しみ、になりえます。

想を転じて、資質の限界があるにもかかわらず、エネルギー量の大きい個体は、多くの状況を、自前の「数少ない能力」一本槍、で対応しようとします。「馬鹿の一つ覚え」と揶揄され、もっと多彩な技能を習得するよう、に指導されますが、それは得策でありません。永い年月を慣れ親しんだ能力は、心身に親しみ、「身についていて」いますから、それを現場で活用する技術、の錬磨・向上を目指すようにするのが、充実した「苦しみと悦び」をもたらします。資質次第では、草間さんのように、大きく開花することもありましょうが、多くは「自足」の安定、と「いのち」の安定、とがもたらされ、「絶えまない緊急事態」のせいで、登場の機会のなかった、「柔らかな資質」の芽生え、さえもたらされます。それを、「発達障害」全般への援助の基本方針、にすることをお勧めします。向精神薬の処方が、「資質が質量ともに貧しく凡々」な「おとなしい障害児」、を目指しているのではないか、と自省してみてください。

翻ってボク自身は、虚弱で運動音痴で芸術音痴で、ただただ空想癖だけの、「障害児」で、ハチャメチャな連想世界の成育史から、精神分析の世界に辿り着き、永年「馬鹿の一つ覚え」をしてきました。そして行き詰まっては藻搔き、他の心理療法との対話から、自分にとっての精神分析の核を、「自由連想」にあると思い定め、そこから開花した自覚があります。ボクにとっての「水玉」の獲得です。草間さんは「水玉に操られての創作活動」、と自覚されているかもしれません。「自足」の世界ですから、外界からの評価は、さほど重要ではないはずです。「水玉」に促されての、草間さんの創作活動は、次々に新鮮な世界を生み出しています。生来の資質の量が膨大である、ことをうかがわせます。

「自由連想に促されて」のボクの発想は、次第に陳腐化と繰り返しが目立ってきました。それは生来の定めで、「自足」との感興と諦め、とがあります。多くの人にこの「安らぎ」を味わってもらうには、どうしたらいいかが、いまのテーマです。差し当たり、特に心理療法の世界の後輩、への助言としては、「自分にピッタリの雰囲気」の心理療法に出会ったら、あれもこれもの物知りにならず、「病む人への援助の場」にいる時間と「援助への専心」に心がけ、自分だけの「水玉」を見つけなさい、それは、「生まれ持った資質の核」ですから、それを発掘しなさい。「心理療法」などという、マイナーな人生に貴方を誘ったのは、「水玉」ですよ。と語りかけたいです。

あとがき

こころは革新的で、身体は保守的です。こころにとって、「スリル」は「気持ちがいい」ですが、身体にとっては、「気持ちが悪い」です。『心身養生のコツ』の「気持ちがいい・悪い」は、からだの判定です。『心身養生のコツ』も『補講1〜104』も、身体にとっての「気持ちがいい・悪い」、の判定に従っています。判定法の中で、最も正確で便利なのは、「舌トントン」です。養生のコツ三部作の、どの方法をしているときも、「舌トントン」を休まないでください。「間違った・無理な」ことをしていると、かならず、「舌トントン」が止まります。「不養生よ」のアラームです。

この本の執筆中に、原田誠一先生が、一冊の本を贈ってくださいました（『身体は幻』渡辺保　幻戯書房　二〇一四）。舞踊の達人たちの観劇記です。達人・名人の舞踊では、身体を統合している一本の「針金」が見える時があり、遂には「身体が溶ける」感興になり、舞台も観客も一体になった時間が出現する、との体験記です。

それを読んでいて空想しました。ボクの本で、「解剖学的」に書いている記述を、達人たちは芸の習練の課程で、すっかり身に着けて、体感としては、「脳の中の小人」だけが踊っている状態に達し、さらに深化して、「小人も消え」、自身と役柄と場面と舞台・観客の、一体化した「表現」、だけが「感覚」されている境地になっておられるのでしょう。「こころを完璧に支えている身体」です。その方策として、「修行の開始は六歳六カ月」の決まりがあるそうです。生来の身体の本質が、生活に汚染されて歪む前、に稽古を開始するという「コツ」でしょう。「養生のコツ」のすべての方策も，畢竟、心身の点検と「本質回帰」の手順です。いのちの生来としては自然な、「全体が参加し・協調」を取り戻して、せめて、「脳の中の小人」の水準にまで習練してくださると、「こころと仲の良い身体」になります。お願いします。

著者略歴

神田橋條治（かんだばし　じょうじ）

1937年　鹿児島県加治木町に生まれる

1961年　九州大学医学部卒業

1971～72年　モーズレー病院ならびにタビストックに留学

1962～84年　九州大学医学部精神神経科，精神分析療法専攻

現　在　鹿児島市　伊敷病院

著　書　『精神科診断面接のコツ』岩崎学術出版社，1984年（追補1994年）
『発想の航跡　神田橋條治著作集』岩崎学術出版社，1988年
『精神療法面接のコツ』岩崎学術出版社，1990年
『対話精神療法の初心者への手引き』花クリニック神田橋研究会，1997年
『精神科養生のコツ』岩崎学術出版社，1999年（改訂2009年）
『治療のこころ１～27』花クリニック神田橋研究会，2000～2020年
『発想の航跡２　神田橋條治著作集』岩崎学術出版社，2004年
『「現場からの治療論」という物語』岩崎学術出版社，2006年
『対話精神療法の臨床能力を育てる』花クリニック神田橋研究会，2007年
『ちばの集い１～７』ちば心理教育研究所，2007～2012年
『技を育む』〈精神医学の知と技〉中山書店，2011年
『神田橋條治 精神科講義』創元社，2012年
『神田橋條治 医学部講義』創元社，2013年
『治療のための精神分析ノート』創元社，2016年
『発想の航跡 別巻　発達障害をめぐって』岩崎学術出版社，2018年
『神田橋條治の精神科診察室』IAP 出版，2018年
『心身養生のコツ』岩崎学術出版社，2019年
『発想の航跡 別巻2　聴く，かたる』岩崎学術出版社，2020年
『「心身養生のコツ」補講50』岩崎学術出版社，2021年

共著書　『対談 精神科における養生と薬物』診療新社，2002年
『不確かさの中を』創元社，2003年
『スクールカウンセリング モデル100例』創元社，2003年
『発達障害は治りますか？』花風社，2010年
『うつ病治療――現場の工夫より』メディカルレビュー社，2010年
『ともにあるⅠ～Ⅴ』木星舍，2014年，ほか
『心と身体といのちのこと』（白柳直子と共著）IAP 出版，2020年

訳　書　H. スポトニッツ『精神分裂病の精神分析』（共訳）岩崎学術出版社
C. ライクロフト『想像と現実』（共訳）岩崎学術出版社
A. クリス『自由連想』（共訳）岩崎学術出版社
M. I. リトル『精神病水準の不安と庇護』岩崎学術出版社
M. I. リトル『原初なる一を求めて』（共訳）岩崎学術出版社
M. M. ギル『転移分析』（共訳）金剛出版

「心身養生のコツ」補講 51〜104

ISBN978-4-7533-1200-9

著者
神田橋條治

2022年6月5日　第1刷発行

印刷　(株)新協　／　製本　(株)若林製本工場

発行所　(株)岩崎学術出版社　〒101-0062 東京都千代田区神田駿河台 3-6-1
発行者　杉田 啓三
電話 03(5577)6817　FAX 03(5577)6837